T0145011

Fallübungen Care und Case Management

Ingrid Kollak · Stefan Schmidt

Fallübungen Care und Case Management

3. Auflage

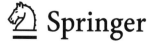

Ingrid Kollak
Berliner Institut für
gesundheitliche Arbeit (BIgA)
Berlin, Deutschland

Stefan Schmidt
Hochschule Neubrandenburg
Neubrandenburg, Deutschland

ISBN 978-3-662-67052-1   ISBN 978-3-662-67053-8   (eBook)
https://doi.org/10.1007/978-3-662-67053-8

Die Deutsche Nationalbibliothek verzeichnet diese Publikation in der
DeutschenNationalbibliografie; detaillierte bibliografische Daten sind im Internet
über http://dnb.d-nb.de abrufbar.

Planung/Lektorat: Sarah Busch
Springer ist ein Imprint der eingetragenen Gesellschaft Springer-Verlag GmbH,
DE und ist ein Teil von Springer Nature.
Die Anschrift der Gesellschaft ist: Heidelberger Platz 3, 14197 Berlin, Germany

Geleitwort

Wir haben für diese Auflage Peter Löcherbach, Maria Pötscher-Eidenberger, Anna Hegedüs und Jana Renker zu aktuellen Entwicklungen im Care und Case Management befragt. Alle vier sind Vorstands- und Gründungsmitglieder der Fachgesellschaften in Deutschland, Österreich und der Schweiz. Wir wollten von ihnen wissen, was sich aus ihrer Sicht zum Care und Case Management in den letzten Jahren verändert hat, welche Chancen das Verfahren bietet und was sie sich für die Zukunft für das Case Management wünschen. Hier sind ihre Antworten:

Was hat sich aus Ihrer Sicht seit der ersten Ausgabe am Stärksten verändert?
Maria Pötscher-Eidenberger: Hier sind die Coronapandemie und dessen Folgen daraus deutlich zu benennen. Für Long-Covid-Betroffene wird die Unterstützung durch das Care und Case Management zunehmend von großer Bedeutung sein. In der Lehre und Ausbildung waren mit Corona digitale Medien plötzlich weit verbreitet. Etwas aus der Not heraus und dennoch sehr erfolgreich. Die Coronapandemie hat uns gezeigt, wie digitale Zugänge in der Ausbildung im Care und Case Management unterstützen können. Dies hat sich wiederum auch positiv auf Helfer:innenkonferenzen ausgewirkt, weil durch den digitalen Austausch ein Zusammentreffen ressourcenschonender möglich war. Zugleich haben wir erkannt, in welchen Situationen persönliche Begegnungen unumgänglich sind.

Ich denke, dass vor allem auf der Mikroebene ein fachliches Verständnis für Care und Case Management angekommen ist. Ein Bewusstsein für Qualität in der Umsetzung ist deutlich zu spüren. Auf der Ebene der Organisation und bei politischen Entscheidungsträger:innen gibt es dahingehend weiterhin „Luft nach oben".

Peter Löcherbach: Die Ausdifferenzierung von Case Management hat in den letzten Jahren enorm zugenommen: CCM wird für immer mehr Gruppen und für immer mehr Institutionen als fachlich sinnvoller Ansatz angesehen, ob im Gesundheits- oder Sozialwesen, aber auch im Bereich der Sozialadministration. Es gibt kaum mehr einen Humanbereich, wo nicht CCM in der ein oder anderen Ausprägung eine Rolle spielt. Gleichzeitig hat sich das Spektrum der Möglichkeiten erweitert. CCM wird nicht nur für akute, sondern auch für chronifizierte Verläufe eingesetzt und auch die präventiven Programme nutzen zunehmend CCM. Die Ausprägungen unterscheiden sich auf den ersten Blick, je nachdem ob die Organisation zu den Leistungserbringern oder Leistungsträgern gehört – doch bei genauerem Hinsehen können wir feststellen, dass ein fachlich gut aufgesetztes CCM immer das Ziel einer guten Betroffenenversorgung hat. Diese Erfahrungen verweisen darauf, dass es zentral ist, den Kern von CCM nicht aufzuweichen: Leitlinien und (Qualitäts-)Standards sind wichtiger denn je, damit die Vielfalt nicht zur Beliebigkeit wird und eine der wichtigsten Innovationen ist daher die Einrichtungszertifizierung, die die Deutsche Gesellschaft für Care und Case Management (DGCC) 2019 eingeführt hat. Damit ist das Qualitätspaket vollständig: Für den Bereich der Aus- und Weiterbildung gibt es Anerkennungen für die CM-Absolvent*innen, die CM-Ausbilder*innen und die Ausbildungsinstitutionen, und für den Bereich der Organisationen gibt es jetzt die Anerkennung als CCM-Einrichtung.

Anna Hegedüs und Jana Renker: Wir beobachten eine Zunahme der Falldichte von Personen, die ein Case Management benötigen, oftmals verbunden damit, dass die Case Manager*innen (CM) eine höhere Fallbelastung abdecken müssten. Die Arbeit der CM wird in Anbetracht der sich zuspitzenden Versorgungssituation (z. B. Fachkräftemangel bei Grundversorgern, aber auch im Bereich

der psychiatrischen Versorgung) immer wichtiger, aber gleichzeitig auch deren Arbeit in den Handlungsschritten Planung und
Linking herausfordernder. Auch bei ausgewiesenem Bedarf und
entsprechender Zielsetzung ist die Umsetzung erschwert, weshalb
die Vernetzung auf Versorgungsebene an Bedeutung gewinnt. Dies
zeigt sich auch in einer Zunahme der Handlungsfelder des Case
Managements: Während die Ursprünge des Case Managements
in der Schweiz in der Assekuranz lagen, ist es nun schon weit
verbreitet – auch im Gesundheits- und Sozialwesen sowie im
Bildungs- und Migrationsbereich. Die Covid-19-Pandemie hat uns
außerdem gezeigt, welche Chancen, aber auch Risiken „blended
counseling" mit sich bringt. Als Netzwerk CM fördern und
begleiten wir solche fachlichen Entwicklungen, um so die Qualität
des Case Managements sicherzustellen.

**Wo sehen Sie die größten Chancen für Care und Case
Management in unmittelbarer Zukunft?**
Maria Pötscher-Eidenberger: Es zeigt sich immer mehr, wie
durch Care und Case Management in komplexen Situationen
nutzer:innenorientierte und vor allem passgenaue Hilfen möglich gemacht werden können. Klient:innen sind mit einer
unübersichtlichen Angebotsvielfalt, unterschiedlichen rechtlichen Voraussetzung und den vielen Anträgen schlicht weg
überfordert. Es ist darum gut, wie hier das Care und Case
Management ansetzt und seine positive Wirkung auf die Versorgungsstrukturen entfaltet. Nicht zuletzt können ineffektive
Maßnahmen besser erkannt werden. Dies trägt insgesamt zu
einer deutlichen Qualitätssteigerung der Versorgung bei. Wir
sehen diese Entwicklungen überall dort, wo Care und Case
Management zur Anwendung kommt.

Peter Löcherbach: Die größten Chancen sehe ich darin,
dass CCM in der (fach)politischen Diskussion angekommen ist
und Beachtung findet. Die Diskussion hat dafür sensibilisiert,
dass jeder Mensch das Recht auf eine Wegleitung hat (wenn
er sie wünscht und benötigt) und dass die auch rechtlich abzu-
sichern ist. Wenn die Fachverbände (D-A-CH) hier kontinuierlich die Debatte befeuern und diese Forderung konsequent an
Politiker:innen/Politiksysteme adressiert, sehe ich gute Chancen

für eine solide rechtliche Verankerung von CCM. Und damit
könnte auch der Weg geebnet werden für neue Finanzierungs-
modelle.

Anna Hegedüs und Jana Renker: In der immer komplexer
werdenden Welt bietet das Case Management eine Methode,
die Personen bedarfs- und lösungsorientiert, zielgerichtet und
nachhaltig unterstützen kann. Wie oben beschrieben, stellen wir
aktuell einen Versorgungsengpass fest, in deren Rahmen Care
und Case Management ein wichtiger Bestandteil sein kann, um
den Zugang zur Gesundheitsversorgung dennoch aufrechtzu-
erhalten. Auch die steigenden Ansprüche in der modernen und
digitalisierten Arbeitswelt verlangen nach zielgerichteter und
nachhaltiger Unterstützung, um Arbeitnehmer*innen, aber auch
Führungskräfte, in den damit verbundenen Herausforderungen
zu leiten. Als Chance sehen wir auch die vielfältigen Handlungsfelder des Case Managements, welche den Klient*innen
verschiedene Eintrittspforten in die zielgerichtete Begleitung
ermöglichen.

**Was wünschen Sie sich für Care und Case Management und
für die Fachgesellschaft bis zur nächsten Ausgabe des Buchs?**
Maria Pötscher-Eidenberger: Aus meiner Sicht besteht
die größte Aufgabe darin, auch weiterhin auf politische
Akteur:innen einzuwirken. Hier ist eine Sensibilisierung für
die erforderlichen Rahmenbedingungen des Care und Case
Managements erforderlich. Dieser Handlungsansatz scheitert,
wenn Verantwortungsträger:innen aus Politik und Organisation
nicht verstanden haben, worum es eigentlich geht. Die Fachgesellschaft könnte anhand von Wirkungsanalyse die Outcomes
durch Care und Case Management für die verantwortlichen
Akteur:innen sichtbar machen.

Zudem wünsche ich mir, dass mehr Diskurs über die ver-
schiedenen Fachdisziplinen hinaus stattfindet und Care und Case
Management kooperativ weiterentwickelt wird. Davon würden
alle Beteiligten profitieren.

Peter Löcherbach: Ich wünsche mir, dass das CCM in seiner
Einbettung in das Care Management sich weiter ausdifferenziert;
dass Forschungen nicht an der Komplexität von CM scheitern

und dass alle Akteure im CCM sich weiterhin der Zielsetzung einer besseren Patient:innen- bzw. Klient:innenversorgung verpflichtet fühlen; ob in der täglichen Praxis, der Verbandsarbeit oder der Wissenschaft und Forschung.

Anna Hegedüs und Jana Renker: Dass sich das Care und Case Management in der Schweiz auch auf politischer Ebene etabliert und die nötige Anerkennung und finanzielle Absicherung erhält. Als Netzwerk Case Management möchten wir uns weiter in diesem Feld etablieren, uns und das Case Management sichtbar machen und uns für eine qualitativ hochstehendes, fachlich fundiertes, agiles Case Management einsetzen.

Dr. Anna Hegedüs, Präsidentin des Netzwerks Case Management Schweiz, Dozentin, angewandte Forschung und Entwicklung Pflege, Berner Fachhochschule

Prof. Dr. Peter Löcherbach, Gründungsmitglied und Mitglied im Vorstand der Deutschen Gesellschaft für Care und Case Management (DGCC), Professor für Sozialarbeitswissenschaft an der Katholischen Hochschule Mainz

Mag[a] Maria Pötscher-Eidenberger, Gründungsmitglied der Österreichischen Gesellschaft für Care und Case Management (ÖGCC), Leitung des Kompetenzzentrums für Case und Care Management, Proges, Linz, Österreich

Jana Renker, Geschäftsleiterin des Netzwerks Case Management Schweiz, Selbstständige Sozialversicherungsexpertin und Case Managerin

Vorwort zur 3. Auflage

Am Beispiel von 6 Fallgeschichten stellen wir das Care und Case Management in dieser 3. Auflage vor. Die unterschiedlichen Krankengeschichten zeigen, wie Klient*innen/Patient*innen durch Care und Case Managements eine passende Versorgung finden. Wir zeigen detailliert das Care und Case Management für:

- eine berufstätige Frau (36) nach Brustkrebsoperation mit Mann und Kind,
- einen Mann (86), der allein lebt und zunehmend pflegebedürftig wird,
- eine verwitwete, berufstätige Frau (42) mit 3 Kindern, die unter Depression leidet,
- einen Mann (25), der kurzzeitig umfassende Versorgung benötigt und einen Freund hat,
- eine verheiratete Frau (66), die nach einer Operation dauerhaft pflegebedürftig wird,
- einen berufstätigen Mann (49), der alleinstehend lebt und eine OP-Nachsorge benötigt.

Unsere Beispiele reflektieren unterschiedliche Versorgungssituationen, die durch Erkrankungen, Unfälle, Operationen, Pflegebedürftigkeit plötzlich, kurzfristig oder dauerhaft eintreten. Sie stellen Anforderungen an die betroffenen Menschen unterschiedlichen Alters und sozialen Lebenslagen. Damit wollen wir verdeutlichen, dass das Care und Case Management von der klinischen Akutpflege über die häusliche Versorgung bis hin zur Kinder- und Jugendhilfe sowie Arbeitsberatung angewandt werden kann. Care und Case Management hat einen guten Platz bei Ratsuchenden zu Hause, im Krankenhaus, in Sozialstationen, Pflegestützpunkten und Ämtern. Dementsprechend gibt es Case Manager*innen unterschiedlicher Professionen.

Mit Praxistipps erfahrener Case Manager*innen und Beispielen aus der Care und Case Management Praxis der Schweiz, Österreich und Deutschland werden alle Informationen noch einmal vertieft und veranschaulicht. Übungsaufgaben zu allen Phasen des Care und Case Managements helfen, die Informationen praktisch umzusetzen.

Wir sprechen bewusst vom Care und Case Management und betonen damit, dass eine umfassende Versorgung nur gelingen kann, wenn gemeinsam Netzwerke aus professionellen und informellen Helfenden aufgebaut werden.

Aufbau des Buches
Unterschiedliche Text- und Darstellungsarten sollen das Lesen und Lernen erleichtern. Hier eine Übersicht zentraler Elemente unseres Buches:

- Texte, Abbildungen und Tabellen beschreiben und zeigen, was in den Phasen des Case-Management-Prozesses passiert
- 6 Fallbeispiele für akute, kurzzeitige und andauernde Versorgungssituationen veranschaulichen das Care und Case Management
- Praxistipps von erfahrenen Case Manager*innen zur Erweiterung des eigenen Handlungsrepertoires
- Vergleiche zwischen dem Case Management in der Schweiz, Österreich und Deutschland, um das eigene Verständnis zu vertiefen
- Übungsaufgaben, die allein oder in Gruppen bearbeitet werden können
- Ausführliche Lösungen zu allen Übungsaufgaben
- Einen Serviceteil mit nützlichen Adressen fürs Care und Case Management

Wir wünschen viel Spaß beim Lesen und freuen uns über Rück-meldungen und Anregungen.

Im Juli 2023   Ingrid Kollak
                                                                Stefan Schmidt

Inhaltsverzeichnis

Das Fallbeispiel Silvia Schumacher

1

Inhaltsverzeichnis

Wir beginnen mit einem Fallbeispiel, um das Case Management in allen Phasen praktisch zu verdeutlichen. Es geht um die an Brustkrebs erkrankte Silvia Schumacher und ihre Lebenssituation nach der Operation.

1.1 Fallgeschichte

Silvia Schumacher ist 36 Jahre alt, verheiratet und lebt mit ihrem Mann und ihrem 10-jährigen Sohn Max in einer Altbauwohnung in B. Sie ist gelernte Friseurin. Bei einer Vorsorgeuntersuchung durch die Frauenärztin wurde bei ihr ein aprikosenkerngroßer Tumor in der linken Brust festgestellt. Ihre langjährige Hausärztin hatte sie daraufhin sofort krankgeschrieben und ihr die Einweisung in ein Brustzentrum ausgestellt. Eine brusterhaltende Operation mit umfangreicher Lymphknotenresektion hat inzwischen stattgefunden.

© Springer-Verlag GmbH Deutschland, ein Teil von Springer
Nature 2023
I. Kollak und S. Schmidt, *Fallübungen Care und Case Management,* https://doi.org/10.1007/978-3-662-67053-8_1

Der Schock der Diagnose, die Behandlungen und das veränderte Körperbild setzen Silvia Schumacher sehr zu. Außerdem vermisst sie die Arbeit mit ihren Kolleginnen im Friseurgeschäft. Ihr geht es ganz elend, obwohl ihre Familie und ihre Freunde sie so gut es geht unterstützen. Sie leidet unter Schlafstörungen, ihre Gedanken drehen sich im Kreis und sie fühlt sich machtlos und auf Hilfe angewiesen. Manchmal mag sie gar nicht aufstehen und hat zu gar nichts Lust. Wenn es ihr ganz schlecht geht, schafft sie es nicht einmal, sich um ihren Sohn zu kümmern.

Max kommt dadurch öfters zu spät zur Schule, manchmal geht er ungewaschen, ohne Hausarbeiten und Pausenbrote los. Er möchte viel lieber zu Hause bei seiner Mutter bleiben, hat keinen Spaß mehr am Lernen und fühlt sich unter seinen Mitschülern ziemlich unwohl. Seine Lehrer*innen haben sich in letzter Zeit mehrfach beklagt, dass seine schulischen Leistungen nachgelassen haben, er im Unterricht nicht mitmacht und seine Hausarbeiten vernachlässigt. Max findet in seinem Hund Tasso einen guten Zuhörer. Mit ihm geht er auf lange Touren und erzählt ihm alles, was ihn bedrückt.

Mathias Schumacher ist Montagearbeiter und unter der Woche unterwegs. In der Regel kommt er freitagnachmittags so früh es geht nach Hause und bleibt bis sonntagabends spät. Die lange Abwesenheit von Herrn Schumacher macht allen sehr zu schaffen. Öfters gab es schon Streit darüber, dass er zu wenig für seine Familie da sei. Mit der Krankheit von Frau Schumacher hat sich die Lage zugespitzt. Sie fühlt sich von ihm vernachlässigt und macht ihm Vorwürfe, sich zu wenig um Max zu kümmern.

Silvia Schumachers Freundin Petra Macholke wohnt nicht weit entfernt. Sie ist Verkäuferin und lebt nach ihrer Scheidung mit ihrem neuen Freund zusammen. Aus ihrer geschiedenen Ehe hat sie 2 Töchter, die etwas jünger als Max sind. Sie ruft zwischendurch von ihrer Arbeit aus bei Silvia Schumacher an und erledigt auf ihrem Nachhauseweg kleinere Einkäufe für Silvia Schumacher. Sie bringt Max einmal in der Woche zum Fußballverein, bei dem auch ihre ältere Tochter trainiert. Um die Hausarbeiten der beiden Mädchen kümmert sich Petras Mutter. Sie ist verwitwet und wohnt in der Nähe. Durch eine Herzinsuffizienz ist Petras Mutter bereits mit den beiden Kindern oft am Rande ihrer Möglichkeiten.

Silvia Schumachers Eltern leben in Polen. Sie sind sehr besorgt und rufen häufiger an. Frau Schumacher freut sich über die Anrufe. Manchmal ist sie aber am Ende der Telefonate auch sehr entnervt, weil ihre Eltern ihr immer noch vorwerfen, vor 12 Jahren nach Deutschland gegangen zu sein. Zu Hause hätte sie mehr Unterstützung durch ihre Familie. Ihre beiden Geschwister teilen diese Ansicht. Auch die Gespräche, die sie mit ihnen hat, verlaufen oft ähnlich.

Mathias Schumachers Eltern wohnen weiter entfernt und haben schon seit Jahren keinen engen Kontakt mehr zu ihm und seiner Familie. Sie sind beide berufstätig, stark in einer Glaubensgemeinde engagiert und haben wenig Zeit. Sie melden sich zu den Geburtstagen und schicken Feiertagskarten.

Auf der Etage der Schumachers wohnt eine Studentin, die angeboten hat, alle 14 Tage die Flurwoche der Schumachers zu übernehmen.

Den Yogakurs im Frauenzentrum hat Silvia Schumacher abgebrochen. Sie fand ihn gut für ihre Beweglichkeit und vermisst auch einige der Teilnehmerinnen, zu denen sie einen guten Draht hatte. Doch im Augenblick ist ihr alles zu viel.

Aktuell leidet Silvia Schumacher sehr stark unter einem Herpes zoster, den sie nach ihrer ersten Chemotherapie bekommen hat. Außerdem ist ihr ständig übel und sie muss sich oft erbrechen. Innerhalb einer Woche hat sie 4 kg abgenommen.

1.2 Zusammenfassung

Silvia Schumachers zeigt anschaulich den Umfang der Bedürfnisse. Neben der Behandlung ihrer Erkrankung mit regelmäßigen Therapie- und Untersuchungsterminen benötigt sie Medikamente und weitere Informationen zur Ernährung, um ihr die Nebenwirkungen erträglicher zu machen und einen weiteren Gewichtsverlust zu verhindern. Sie benötigt aber genauso dringend psychische Unterstützung, um ihre Krankheit zu verarbeiten und in ihr normales Leben zurückzufinden.

Große Bedeutung hat in diesem Zusammenhang die Unterstützung bei der Versorgung ihres Sohnes. Auch er muss mit der Krankheit seiner Mutter umzugehen lernen. Hilfe bei Hausaufgaben, Vorbereitung auf die Schule und regelmäßiger Schulbesuch sind dabei wesentliche Momente, um die Situation der Schumachers nicht noch weiter zu belasten.

Die Patientin hat ihren Mann und ihre Freundin als Unterstützung, die aber beide in Vollzeit arbeiten. Sie werden als wichtige Ansprechpartner ihren Möglichkeiten entsprechend in die Hilfeplanung mit einbezogen.

Die Studentin in der Nachbarschaft sowie der Yogakurs im Frauenzentrum und dessen Teilnehmerinnen können als weitere Ressourcen angesehen werden.

1.3   Übungsaufgabe

▶ **Übungsaufgabe** Lesen Sie sich bitte folgende Schilderung einer 2. Fallgeschichte durch. Unterstreichen Sie dabei die für Sie wichtigen Inhalte oder fertigen Sie Notizen dazu an.

Alexander Kaminski ist 86 Jahre alt, verwitwet und wurde gestern aus dem Krankenhaus in seine kleine Wohnung im 3. Stock eines Mietshauses entlassen. Aktuell kümmert sich sein Sohn Peter um ihn. Der steht aber unter starkem Zeitdruck, weil er vor kurzer Zeit erst mit einem ehemaligen Arbeitskollegen eine eigene Ingenieurfirma gegründet hat. Nun arbeiten beide sehr viel, um ihre kleine Firma ans Laufen zu bekommen. Peter Kaminskis ist unverheiratet und wohnt und arbeitet gut 2 Autostunden Fahrt entfernt.

Alexander Kaminski war ins Krankenhaus eingeliefert worden, weil er auf seinem Balkon zusammengebrochen war. Mieter aus dem Haus gegenüber hatten ihn beobachtet und die Polizei alarmiert. Der Oberärztin des Krankenhauses hatte Alexander Kaminski erzählt, dass er zu Hause häufiger mal stürze. Bisher habe er sich aber immer wieder aufrichten können. An seinen letzten Sturz könne er sich dagegen überhaupt nicht mehr erinnern. Er habe keine Ahnung, was da mit ihm los gewesen sei. Die Diagnose: Sturz im Zustand der Hypoglykämie.

„Ich weiß gar nicht, wie mein Vater zu Hause zurechtkommen soll", sagt Peter Kaminski gegenüber der Pflegeberaterin der privaten Versicherung, bei der Alexander Kaminski versichert ist. Zur Pflegeberaterin hatte Peter Kaminski während des Krankenhausaufenthalts seines Vaters telefonisch Kontakt aufgenommen.

Wegen seiner früheren Selbstständigkeit ist Alexander Kaminski privat versichert. Zusammen mit seiner Frau, die vor 11 Jahren plötzlich an einem Herzinfarkt verstarb, hatte er mehr als 30 Jahre gemeinsam ein Einrichtungsfachgeschäft geführt. In ihren letzten Arbeitsjahren hatte sich die Auftragslage zunehmend verschlechtert. Ihr Sohn Peter hatte studiert und wollte das Geschäft seiner Eltern nicht übernehmen. So waren sie froh, als sie ihr Geschäft im Alter von 65 Jahren schließen konnten. Inzwischen sind Alexander Kaminskis Beiträge für die Krankenversicherung so hoch, dass ihm sehr wenig Geld zum Leben bleibt.

Vor 6 Jahren erlitt Herr Kaminski einen leichten Schlaganfall. Nach Therapie und Behandlung in einer Reha-Einrichtung hatte er sich aber wieder gut erholt. Er konnte den Aufzug bedienen, im Supermarkt an der Ecke seine Einkäufe machen und sich Kleinigkeiten kochen. Die täglichen Hausarbeiten machte er selbstständig. Es reichte, wenn seine Haushaltshilfe einmal in der Woche zu ihm kam, größere Einkäufe machte sowie den Hausputz und die Wäsche.

Schon seit Anfang des Jahres beobachtete Peter Kaminski, dass sich der Zustand seines Vaters deutlich verschlechterte. Am Telefon konnte er nicht sagen, ob er schon gegessen und vorher seine Insulintabletten eingenommen hatte oder ob seine Haushaltshilfe schon da war.

„Mein Vater will auf jeden Fall zu Hause wohnen bleiben", sagt Peter Kaminski zur Pflegeberaterin. Seine Haltung macht der sonst sehr freundliche und aufgeschlossene Alexander Kaminski ziemlich nachdrücklich klar: „Ich verlasse auf keinen Fall meine Wohnung, und auch Moritz und Luzie bleiben hier". Herr Kaminski besitzt 2 Katzen, die beide über 10 Jahre alt sind.

Während des Krankenhausaufenthalts hatte sich eine Nachbarin um die Tiere gekümmert.

Der Besitzer des Hauses, in dem Alexander Kaminski seit vielen Jahren wohnt, liegt dem Sohn zusätzlich auf den Nerven. Er möchte sein Haus „durchsanieren" und hat bisher auf Alexander Kaminski Rücksicht genommen. „Das geht aber nicht ewig so weiter", sagt er und möchte von Peter Kaminski wissen, ob er seinen Vater denn nicht lieber ins Heim geben möchte.

Probleme bei der Organisation der Versorgung der Patientin
Silvia Schumacher

2

Inhaltsverzeichnis

Den Bedürfnissen unseres Fallbeispiels stehen viele Versorgungsangebote gegenüber. In diesem Kapitel werden alle für Silvia Schumacher wichtigen Versorgungsangebote genannt. In der Darstellung der Phasen des Case-Management-Prozesses werden diese Versorgungsangebote genau dargestellt und in ihrer Funktion erklärt.

© Springer-Verlag GmbH Deutschland, ein Teil von Springer Nature 2023
I. Kollak und S. Schmidt, *Fallübungen Care und Case Management*, https://doi.org/10.1007/978-3-662-67053-8_2

2.1   Versorgungsangebote

Für Silvia Schumacher ist das Brustzentrum wichtig, denn dort wurde sie operiert und dort erhält sie auch die anschließende Therapie.

Für Max Schumacher wird das Angebot der Unterrichtshilfe wichtig werden. Solche Unterrichtshilfen gibt es an Schulen, in Städten sowie in Stadtteilen größerer Kommunen. Seltener gibt es sozialarbeiterische Hilfe an Schulen. Darüber hinaus gibt es das Angebot der Psychotherapie für Kinder und Jugendliche.

Mathias Schumacher ist durch seine Arbeitssituation häufig von zu Hause weg. Für Arbeitgeber besteht eine Sorgepflicht gegenüber ihren Mitarbeitenden. Absprachen und Erleichterungen bei einem Krankheitsfall in der Familie betreffen diese Sorgepflicht.

Hilfen bei der Haushaltsführung sind auf unterschiedliche Weise verfügbar und können selbstständig oder angestellt arbeiten.

Nicht zuletzt gibt es einen gesetzlichen Anspruch auf Pflegeberatung seit dem 1. Januar 2009. In vielen Bundesländern wird diese Beratung in Pflegestützpunkten angeboten.

Darüber hinaus ist für Silvia Schumacher die Information noch wichtig, wo der*die Case Manager*in angestellt ist. Sie kann von der Trägereinrichtung des Brustzentrums angestellt sein oder von einem selbstständigen Brustzentrum. Ein*e Case Manager*in kann aber auch für eine Versicherung arbeiten und seinen/ihren Arbeitsplatz in einem Brustzentrum haben. In den USA schon gängig, bei uns erst noch wenig vorzufinden: Case Manager*innen, die selbstständig arbeiten. In unserem Beispiel wäre sie dann als Kooperationspartnerin eines Brustzentrums tätig.

2.1.1   Brustzentrum

Ein Brustzentrum kann eine Abteilung innerhalb eines Krankenhauses sein, die mit den anderen Abteilungen des Hauses kooperiert. Es kann sich aber auch als Netzwerk aus den Abteilungen unterschiedlicher Krankenhäuser und Praxen zusammensetzen. Die Fachgebiete, die in einem Brustzentrum kooperieren, sind – in alphabetischer Auflistung – Chirurgie, Ergotherapie, Ernährungsberatung, Gynäkologie, Krankengymnastik, Kunsttherapie, Onkologie, Pathologie, Pflege, Physiotherapie, Psychologie, Radiologie, Soziale Arbeit usw. Eine umfassende Betreuung und Beratung bezieht Selbsthilfegruppen und alternative oder komplementäre Therapien mit ein, empfiehlt Sanitätsfachgeschäfte, Kosmetikerinnen, die gut mit Permanent-Make-up arbeiten und Geschäfte für Haarersatz und berät zu spezifischen Fragen, wie z. B. Schwangerschaft und Brustkrebs.

Aus unserer Sicht wäre es darüber hinaus sehr sinnvoll, eine*n Case Manager*in in einem Brustzentrum zu beschäftigen. Sie könnte mithilfe eines vom Zentrum abgestimmten Kriterienkatalogs die Frauen identifizieren, für die eine koordinierte Hilfeplanung notwendig ist. Je nach Organisation des Zentrums wäre sie im Krankenhaus oder im Zentrum angestellt und könnte direkt bei der Aufnahme tätig werden.

Brustzentren können von OnkoZert im Auftrag der Deutschen Krebsgesellschaft und der Gesellschaft für Senologie (Brustheilkunde) zertifiziert sein. Darüber hinaus zeichnet der Bundesverband Frauenselbsthilfe nach Krebs besonders hervorragende Brustzentren aus. Ein Brustzentrum sollte auf der Grundlage neuster Forschung und aktueller Leitlinien arbeiten und Angebote für eine umfassende Versorgung vorhalten.

Die Tab. 2.1 gibt eine Übersicht über die deutschen Bundesländer, die Anzahl der zertifizierten Brustzentren, die Anzahl der im Bundesland lebenden Frauen sowie die Anzahl der Frauen pro Zentrum. Auch wenn die Zahlen noch nicht mitteilen, wie viele Frauen tatsächlich im Brustzentrum behandelt werden – in der Vorsorge, Therapie und Nachsorge – zeigt sich ein Unterschied in der Versorgungsdichte (zwischen 86.000 und 608.000 Frauen pro Zentrum).

Tab. 2.1 Anzahl Frauen in der Bevölkerung pro zertifiziertem Brust-krebszentrum nach Bundesländern im Jahr 2022. (Daten: Onkozert 2022, Statistisches Bundesamt 2021)

Bundesland	Anzahl der DKG zerti-fizierten Brust-zentren	Anzahl der im Bundes-land lebenden Frauen	Anzahl der Frauen pro Zentrum in Tausend (z. B. 108 ≙ 108.000)
Baden-Württemberg	51	5.598.532	108
Bayern	45	6.644.767	148
Berlin	12	1.869.646	156
Brandenburg	6	1.287.543	215
Bremen	4	342.144	86
Hamburg	6	946.253	158
Hessen	20	3.186.428	159
Mecklenburg-Vorpommern	5	817.717	164
Niedersachsen	30	4.064.084	135
Nordrhein-West-falen	19	9.129.058	480
Rheinland-Pfalz	16	2.076.162	130
Saarland	4	499.909	125
Sachsen	19	2.050.118	108
Sachsen-Anhalt	8	1.102.110	138
Schleswig-Holstein	10	1.490.941	149
Thüringen	8	1.064.927	133

2.1.2 Entlassmanagement

Ab dem 1. Oktober 2017 sind die Krankenhäuser gesetz-lich zu einem Entlassmanagement verpflichtet und müssen die nach einer Krankenhausbehandlung erforderliche Anschlussversorgung organisieren (§ 39 Abs. 1a SGB V). Dies gilt für Patient*innen nach voll- oder teilstationärem Aufenthalt oder nach Erhalt stationsäquivalenter Leistungen. Ein multidisziplinäres Team im Krankenhaus hat den voraussichtlichen Bedarf für die nach der Krankenhausbehandlung erforderliche Anschlussversorgung anhand schriftlicher Standards festzustellen, die notwendigen Anschlussmaßnahmen frühzeitig einzuleiten und weiterversorgende Berufsgruppen und Einrichtung rechtzeitig zu informieren. Für die mit dem Entlassmanagement verbundene Informationsübermittlung hat das Krankenhaus die Aufgabe, Patient*innen über diese Datenweitergabe zu informieren und dazu ein schriftliches Einverständnis von ihnen einzuholen. Es ist den Patient*innen freigestellt, sich eigenständig um die Anschlussversorgung kümmern.

Der Weg bis zu dieser Regelung war lang, weil Krankenhausärzt*innen zur Umsetzung dieses gesetzlichen Auftrags die Erlaubnis benötigen, Verordnungen ausstellen zu dürfen. Dazu ist eine Arztnummer erforderlich. Diese werden alle im Krankenhaus tätigen Fachärzt*innen ab dem 1. Juni 2019 bekommen. Arztnummer und Betriebsstättennummer (BSNR) der Klinik müssen auf allen Rezepten angegeben werden.

Bei der Erstellung des Entlassplans werden die Erfordernisse von Anschlussmedikation, fortdauernder Arbeitsunfähigkeit und anderer verordnungs- bzw. veranlassungsfähiger Leistungen (z. B. Spezialisierte ambulante Palliativversorgung (SAPV), Kurzzeitpflege, Haushaltshilfe) geprüft. Wenn Bedarf für eine Unterstützung durch die Kranken- bzw. Pflegekasse besteht, nimmt das Krankenhaus rechtzeitig Kontakt auf, insbesondere bei Versorgungsbedarfen in den Bereichen Pflege (z. B. bei Antrag auf Feststellung der Pflegebedürftigkeit sowie zur Einbeziehung der Pflegeberatung nach § 7a SGB XI), Häusliche Krankenpflege (auch außerklinische Intensivpflege) und Haushaltshilfe, Rehabilitation, Hilfsmittelversorgung, häusliche Versorgung sowie bei genehmigungspflichtigen Leistungen und im Rahmen der Übergangsversorgung (Kurzzeitpflege). Das Krankenhaus hat gemeinsam mit der Kranken- und Pflegekasse rechtzeitig vor der Entlassung die für die Umsetzung des Entlassplans erforderliche Versorgung zu organisieren, etwa die notwendigen Leistungserbringer zu kontaktieren (z. B. Vertragsärzt*innen, Reha-Einrichtungen, ambulante Pflegedienste, stationäre Pflegeeinrichtungen) und für deren zeitgerechten Einsatz zu sorgen. Ebenso sind die Krankenhausärzt*innen durch das Entlassmanagement verpflichtet, ihre weiterbehandelnden Kolleg*innen rechtzeitig über die Therapie zum Zeitpunkt der Entlassung und – bezogen auf Arzneimittel – über Änderungen der bei Krankenhausaufnahme bestehenden Medikation zu informieren.

Die Deutsche Krankenhausgesellschaft hat zu den Anforderungen des Entlassmanagements Umsetzungshinweise für die Krankenhäuser veröffentlicht. Hierin finden sich auch Hinweise zu den Mindestinhalten des Entlassplans.

Hinweise zu § 3 Abs. 3 – Entlassplan:

- „Im Entlassplan sollen alle dem Krankenhaus verfügbaren Informationen, auch Informationen aus der Zeit vor der Krankenhausbehandlung, berücksichtigt werden, um so die Sicherstellung des kontinuierlichen Behandlungsprozess zu gewährleisten.
- Die patientenindividuelle Anschlussversorgung, die im Entlassplan festgelegt wird, sollte frühzeitig eingeleitet werden.
- Alle Mitarbeiter, die in das Entlassmanagement des Patienten involviert sind, müssen Zugang zu den jeweils relevanten Informationen aus der Patientenakte haben." (dkgev 2022)

Praxistipp Zum Rahmenvertrag Entlassmanagement nach § 39 Abs. 1a SGB V gibt es eine Lesefassung. Die aktuelle Version ist vom 01.03.2022 und unter folgenden Link herunterzuladen: https://www.kbv.de/media/sp/Rahmenvertrag_Entlassmanagement.pdf.

2.1.3 Stellungnahme der Deutschen Gesellschaft für Care und Case Management (DGCC) zum Rahmenvertrag Entlassmanagement

Aus Sicht der DGCC regelt und benennt der Rahmenvertrag Entlassmanagement[1] die Rechte und die Pflichten zwischen Leistungserbringern und Kostenträgern sowie deren Pflichten gegenüber einer Patientin oder eines Patienten in Bezug auf die nahtlose Weiterversorgung im Anschluss an eine stationäre oder teilstationäre Versorgung. Hierauf haben Betroffene einen rechtlichen Anspruch.

Die DGCC begrüßt den Rahmenvertrag Entlassmanagement als einen wichtigen Schritt zur Sicherstellung einer bedarfsgerechten, kontinuierlichen und möglichst nachhaltigen Versorgung von Betroffenen von der Kontaktaufnahme zur Aufnahme in ein Krankenhaus bis zur Entlassung und darüber hinaus. Alle verwendeten Fachbegriffe und Formulierungen entsprechen inhaltlichen und strukturellen Anforderungen eines Case Managements. Der Rahmenvertrag fordert damit indirekt Case-Management-Strukturen wie z. B. Qualifizierung (CM-Weiterbildung), multidisziplinäres Team, Netzwerkarbeit, Beratung, Transparenz (mit Benennung einer konkreten Ansprechperson in der Fallbegleitung) sowie Prozessmanagement in der Fall- und Systemarbeit. Der Rahmenvertrag bestätigt inhaltlich die Phasen des Case Managements für die Fallbegleitung.

Auch wenn der Rahmenvertrag sich ausschließlich auf die Leistungen aus SGB V und SGB XI bezieht, so verweist er auf

---

[1] Rahmenvertrag über ein Entlassmanagement beim Übergang in die Versorgung nach Krankenhausbehandlung nach § 39 Abs. 1a S. 9 SGB V (Rahmenvertrag Entlassmanagement) vom 17.10.2016 zwischen dem GKV-Spitzenverband als Spitzenverband Bund der Krankenkassen und als Spitzenverband Bund der Pflegekassen, Berlin, der Kassenärztlichen Bundesvereinigung, Berlin und der Deutschen Krankenhausgesellschaft e. V., Berlin, vereinbart bzw. durch das erweiterte Bundesschiedsamt festgelegt.

und bestätigt grundsätzliche Argumente für ein umfassendes Case und Care Management: „Den Vertragspartnern ist bewusst, dass ein Entlassmanagement andere Leistungen und Leistungserbringer umfassen kann." (Rahmenvertrag § 1).

Der Grundsatz „ambulant vor stationär" bedient zusätzlich den Wunsch vieler Betroffener nach einem Klinikaufenthalt schnell und möglichst lang in ihre gewohnte Lebenswelt zurückzukehren. Insgesamt bestätigt der Rahmenvertrag den Patienten als „Herrn" oder die Patientin als „Herrin" des Verfahrens. Dies betrifft u. a. die Informationsweitergabe, die Beratung sowie das Recht auf freie Wahl bei der Auswahl von Leistungserbringern.

Die geforderte Transparenz der Versorgungsprozesse der Klinik im Entlassmanagement unterstützt weiterhin die multidisziplinäre Kollaboration der Beteiligten im Sinne eines patientenorientierten Case Managements. Diese bietet gleichzeitig Orientierung und Klarheit für die Betroffenen. Dabei sollen auch schon individuelle Versorgungsdetails aus der Zeit vor der Krankenhausaufnahme erhoben und zur Entlassplanung herangezogen werden. Dies ist eine entscheidende Aussage zur Berücksichtigung des Lebenweltbezugs von Patientinnen oder Patienten. Die Lebenswelt von Betroffenen wird schon vor der Aufnahme in den Fokus genommen und gleichzeitig in einem Bogen durch die Krankenhausversorgung bis in die Planung der Nachversorgung integriert. Dadurch soll ein Versorgungsbruch vermieden werden. Dies gilt ebenso für die allseitige Transparenz des gesamten Verfahrens, sofern der Patient oder die Patientin dem zustimmt.

Zu wünschen ist einerseits die Umsetzung dieses Rahmenvertrages sowie sein Anschluss an ein umfassendes Case und Care Management. Dazu sind weitere leistungs- und ordnungsrechtliche Schritte notwendig und über allem eine Verankerung in neutralen Strukturen. Dies verlangt eine versichertenzentrierte Systematik, jenseits einseitiger Interessen parastaatlicher Strukturen wie beispielsweise der Kranken- und Pflegekassen.

Mit der Versorgungsintegration soll das bestmögliche Ergebnis für Betroffene erreicht werden, indem ihnen eine auf den Bedarf hin abgestimmte Versorgung angeboten wird, bei der unter anderem Haus- und Fachärzte, Krankenhäuser und Rehabilitationseinrichtungen zusammenarbeiten. Case Management kann als Prozess einer interdisziplinären Kollaboration dabei unterstützen. Dafür wird die DGCC weiterhin ihren fachlichen Beitrag leisten.

10. März 2018, Rudolf Pape, Mona Frommelt, Naseer Khan

2.1.4 Pflegegrade statt Pflegestufen

Durch das Inkrafttreten des Pflegestärkungsgesetztes (PSG II) am 1. Januar 2017 ersetzen 5 Pflegegrade die bisherigen 3 Pflegestufen. In diesem Gesetz wird Pflegebedürftigkeit neu definiert, indem körperliche, geistige und psychische Beeinträchtigungen gleichberechtigt behandelt werden. Damit werden Menschen stärker berücksichtigt, die körperlich noch relativ gut in Form sind, aber durch geistige Einschränkungen, wie z. B. Vergesslichkeit oder Verwirrtheit oder durch psychische Störungen, wie z. B. Angst und Depressionen, in ihrer Selbstständigkeit eingeschränkt sind. Der neue Beurteilungskatalog ist besser geeignet, die individuelle Selbständigkeit abzubilden, als das vorher genutzte Instrument, das die Zeiten für die Unterstützung in den Bereichen der Aktivitäten des täglichen Lebens erfasste, um auf eine notwendige Versorgungszeit und die damit verbundene Pflegestufe zu kommen.

Der seit 2017 eingesetzte Beurteilungskatalog zur Ermittlung der Pflegebedürftigkeit und des Pflegegrads umfasst folgende 6 Module mit Beispielen aus dem Fragenkatalog:

Modul 1: Mobilität
Sich umlagern, sich aufrichten, aufstehen, in der Wohnung bewegen, Treppen steigen
Modul 2: Kognitive und kommunikative Fähigkeiten
Personen erkennen, zeitliche und örtliche Orientierung, Fähigkeit zur Gesprächsführung und zu Entscheidungen
Modul 3: Verhaltensweisen und psychische Problemlagen
Nächtliche Unruhe, alle Formen herausfordernden Verhaltens
Modul 4: Selbstversorgung

Körperpflege, sich kleiden, Nahrungsaufnahme, Trinkverhalten

Modul 5: Bewältigung von und selbstständiger Umgang mit krankheits- oder therapiebedingten Anforderungen und Belastungen

Umgang mit krankheits- und therapiebedingten Anforderungen und Belastungen, selbstständiger Umgang mit Prothesen oder Sauerstoffgeräten, Versorgung eines Stomas

Modul 6: Gestaltung des Alltagslebens und der sozialen Kontakte

Tagesablauf gestalten, sich beschäftigen, Kontakt pflegen, ausruhen und schlafen

Aus den Antworten auf die innerhalb der 6 Module gestellten Fragen ergibt sich eine Punktzahl, die Auskunft über die vorhandene Selbstständigkeit sowie auf die Einschränkungen im Bereich körperlicher, geistiger, psychischer und sozialer Fähigkeiten gibt. Die Einteilung ist:

Pflegegrad 1: geringe Beeinträchtigungen der Selbstständigkeit oder der eigenen Fähigkeiten (mindestens 12,5 von 100 Punkten)

Pflegegrad 2: erhebliche Beeinträchtigungen der Selbstständigkeit oder der eigenen Fähigkeiten (mindestens 27 von 100 Punkten)

Pflegegrad 3: schwere Beeinträchtigungen der Selbstständigkeit oder der eigenen Fähigkeiten (mindestens 47,5 von 100 Punkten)

Pflegegrad 4: schwerste Beeinträchtigungen der Selbstständigkeit oder der eigenen Fähigkeiten (mindestens 70 von 100 Punkten, vgl. alte Pflegestufe 3)

Pflegegrad 5: schwerste Beeinträchtigungen der Selbstständigkeit oder der eigenen Fähigkeiten mit besonderen Anforderungen an die pflegerische Versorgung (mindestens 90 von 100 Punkten, vgl. Härtefallanspruch bei der alten Pflegestufe 3)

Im Zusammenhang mit dem PSG II bezahlen alle Pflegebedürftigen der Pflegegrade 2–5, die in einem Pflegeheim versorgt werden, einen gleich hohen Eigenanteil (mit Anteilen für Ausbildung und bisweilen hohen Zuzahlungen für Investitionen).

Weitere Regelungsschwerpunkte des Gesetzes waren: Verbesserung der Beratung, Verbesserung der Personalbemessung in Pflegeeinrichtungen, Verbesserung von Qualitätssicherung, Qualitätsmessung und Qualitätsdarstellung. Neuere politische Maßnahmen deuten drauf hin, dass zu diesen Regelungsschwerpunkten im Rahmen des PSG II noch nicht viel erreicht wurde.

Die aktuelle „Konzertierte Aktion Pflege" will die Pflege verbessern helfen. Dazu haben die Ministerien für Gesundheit, für Familie, Senioren, Frauen und Jugend und für Soziales und Arbeit in Zusammenarbeit 5 Arbeitsgruppen mit folgenden Schwerpunkten gebildet: Ausbildung und Qualifizierung, Personalmanagement, Arbeitsschutz und Gesundheitsförderung, Innovative Versorgungsansätze und Digitalisierung, Pflegekräfte aus dem Ausland, Entlohnungsbedingungen in der Pflege. Die Geschäftsstelle der „Konzertierten Aktion Pflege" ist beim Bundesgesundheitsministerium angesiedelt.

2.2 Leistungsträger und Kosten

Die nächste Frage bezieht sich auf die Kosten der genannten Versorgungsangebote für die Familie Schumacher und wer für diese Kosten aufkommt.

Für die Behandlung im Brustzentrum und durch die behandelnden Ärztinnen kommt Frau Schumachers Krankenversicherung auf. Diese zahlt für Behandlung und Nachsorge sowie Anschlussheilbehandlung.

Frau Schumacher wurde eine Woche nach ihrer Diagnose operiert und ist krankgeschrieben. Sie bekam 6 Wochen eine Entgeltfortzahlung von ihrem Arbeitgeber und bezieht aktuell Krankengeld von ihrer Krankenkasse. Die Angebote des Brustzentrums sind in der Regel als Teil der Behandlung abgedeckt. Manche alternative Therapien, die nachweislich die Behandlung unterstützen, müssen aber selbst bezahlt werden. Hier sind weitere Details wichtig.

Sozialarbeiterische und Hausarbeitshilfen, die an Schulen angeboten werden, sind kostenlos. Wenn solche Hilfen nicht existieren, dann gibt es private Hausarbeitshilfen, die in der

Regel privat bezahlt werden müssen. Die psychotherapeutische Unterstützung übernimmt die Versicherung von Herrn Schumacher. Dort ist Max mitversichert.

Mitarbeitergespräche sind durch den Arbeitsvertrag geregelt und kostenlos.

Haushaltshilfen werden zu bestimmten Bedingungen und über einen bestimmten Zeitraum über den Sozialhilfeträger übernommen.

Der Yogakurs findet im Rahmen einer Studie statt und ist aktuell kostenlos. Nach Ende der Studie verlangt das Frauenzentrum 8 € pro Unterricht.

Informationen über die Versorgungsangebote, Dienstleister und Finanzierungsmöglichkeiten sind kostenlos, z. B. in einem Pflegestützpunkt zu erfragen.

2.3   Sektoren

Unser Fallbeispiel macht deutlich, wie viele Akteure bei der Versorgung beteiligt sind und wie unterschiedlich die Angebote und Leistungen finanziert werden. Gleichzeitig sollen Angehörige, Freunde und ehrenamtliche Hilfen einbezogen werden, die ihrerseits unterstützt und begleitet werden müssen, damit sie die Hilfen, die sie leisten wollen, tatsächlich übernehmen können. Hinzu kommt, dass die Interessen der vielen Akteure durchaus unterschiedlich sein können. Das kann auch auf Frau und Herrn Schumacher zutreffen. Aber auch zwischen Frau Schumachers Hausärztin und dem Ärzteteam im Brustzentrum oder zwischen der Schule und der Hausaufgabenhilfe kann es Meinungsverschiedenheiten geben. Wenn diese Unterschiede in den Auffassungen nicht angesprochen werden, dann verschwinden sie nicht einfach, sondern beeinflussen zu jeder Zeit und an unterschiedlichen Stellen die Versorgung.

Um sich einen ersten Eindruck von der Situation Silvia Schumachers zu verschaffen, ist ein Schaubild hilfreich, das die 4 Sektoren der Versorgung verdeutlicht (Abb. 2.1).

In dieser grafischen Übersicht sind alle Akteure dargestellt. Im weiteren Verlauf der Versorgung wird es aber darauf

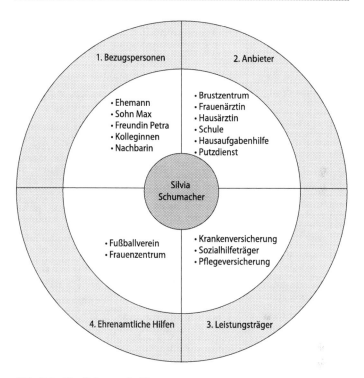

Abb. 2.1   Vier Sektoren der Versorgung

ankommen, die Beziehung, die Silvia Schumacher zu den Akteuren hat, kenntlich zu machen. Denn für die Planung und Finanzierung ist es wesentlich, ob eine Beziehung im Rahmen einer Freundschaft, einer ehrenamtlichen Hilfe oder als Teil einer vertraglichen Leistung angesiedelt ist.

2.3.1   Komplexität

Situationen von Patient*innen oder Klient*innen, die einen mehrfachen Bedarf haben und unterschiedliche Arten von (Dienst-)Leistungen benötigen, werden oft als komplexe Fälle beschrieben. Die Frage ist: Ist der Fall Silvia Schumacher komplex oder ist das Versorgungssystem um sie herum komplex? Ein Unglück kommt selten allein, heißt es. Dahinter steckt die einfache Wahrheit, dass Ereignisse nicht losgelöst passieren und oft mehrere Folgen haben. Bei negativen Ereignissen und deren Folgen ist das besonders deutlich spürbar. Diese Verkettung von Ereignissen verlangt nach gut verständlichen und leicht zugänglich Angeboten, um die Lage zu entspannen. Doch genau das ist oft nicht der Fall. In einer komplizierten Lage treffen die ohnehin geschwächten Patient*innen auf nicht weniger kompliziert angelegte Versorgungsstrukturen. Fazit: Die Formulierung „komplexer Fall" ist zwar gebräuchlich und wird oft gewählt, um den Einsatz des Care und Case Managements zu begründen. Der Ausdruck ist aber irreführend, weil er die komplexe Versorgungslage außer Acht lässt.

In diesem Buch geht es um Menschen, deren Lebenssituation durch eine plötzliche Erkrankung (Silvia Schumacher) oder durch eine über die Zeit zunehmende Pflegebedürftigkeit (Alexander Kaminski) aus den gewohnten Bahnen oder aus der Alltagssituation geworfen wurde. Um in der Begrifflichkeit zu bleiben: Es ist alles noch komplexer geworden. Diese Menschen leiden körperlich, sind in ihren sozialen Beziehungen und in ihrem gewohnten Austausch (Arbeit, Nachbarn, Freunde und Familie) stark eingeschränkt. Darüber hinaus müssen sie sich mit ihnen fremdem Menschen aus Pflege, Medizin, Therapie, Sozialer Arbeit, Versicherung usw. in deren Fachjargon von AEDL (Aktivitäten und existenzielle Erfahrungen des Lebens) über Gerontologie und Radionuklide bis Zusatzversicherung unterhalten. Nicht zu vergessen: Das ganze findet an wechselnden Orten, in wechselnden sozialen Beziehungen statt und wird sicher nicht zuletzt von finanziellen Gesichtspunkten bestimmt.

Es wird deutlich, wie komplex eine geregelte Lebenssituation ist, wie Krankheit und Hilfebedarf die Lebenssituation komplexer machen und wie komplex die Systeme sind, die hier aufeinander treffen: Familien Schumacher und Kaminski und das Gesundheits-, Sozial- und Versicherungssystem mit ihren vielen Akteur*innen von Ärztinnen/Ärzten bis Zeitungsboten.

2.3.2 Interdisziplinarität

Im Gesundheitswesen arbeiten viele Professionen miteinander. In Krankenhäusern sind sie sogar unter einem Dach vereint. Das führt aber bekanntlich keineswegs zu einer gemeinsamen Planung, Behandlung und Berichtführung. Interdisziplinäre Arbeit muss erlernt werden. Doch die Ausbildungen der Professionen sind immer noch strikt voneinander getrennt. Eine von Beginn an erlernte singuläre Planung für den eigenen Bereich schreibt sich fest. Damit findet das System der vielen Versorger*innen und der unterschiedlichen Finanzquellen eine Entsprechung in den getrennt voneinander agierenden Akteur*innen.

2.3.3 Ungleiche Gesundheitschancen

Im Zusammenhang von Gesundheit und Lebenserwartung ist oft von einer gesunden Lebensführung die Rede. Bekanntermaßen wird der Verzicht auf Zigaretten und Alkohol positiv bewertet, Fleischkonsum in Maßen, dafür aber viel Obst und Gemüse gehört ebenso zu den Empfehlungen wie Gewichtskontrolle, Sport und Bewegung. Das mag alles stimmen, doch es gibt auch einen Einfluss auf die Lebenserwartung, die mit Einkommen, Bildung, Arbeit zusammenhängen. Dies illustriert Tab. 2.2 aus einer Untersuchung des Robert-Koch-Instituts, die im März 2014 veröffentlicht wurde (Lampert und Kroll 2014). Die Daten

Tab. 2.2 Mittlere Lebenserwartung bei Geburt (in Jahren) nach Haushalts-nettoeinkommen und Herzinfarkt (Lebenszeitprävalenz) ($n = 13.427$). (Aus Lampert und Kroll 2014)

Einkommen	Frauen ohne Herzinfarkt	Frauen mit Herzinfarkt	Männer ohne Herz-infarkt	Männer mit Herzinfarkt
Niedrig	86,8	75,8	80,3	75,2
Hoch	87,3	83,5	81,0	77,3

beruhen auf den Ergebnissen des Bundes-Gesundheitssurvey 1998. Die gesundheitliche Entwicklung der Teilnehmer*innen der Studie wurde verfolgt. Dabei zeigte sich, dass Frauen und Männer mit höherem sozioökonomischen Status signifikant länger leben als die Vergleichsgruppe mit einem niedrigen sozioökonomischen Status.

In jedem Lebensjahr hatten Frauen und Männer aus der niedrigen Statusgruppe ein etwa doppelt so hohes Mortalitätsrisiko wie Personen aus der hohen Statusgruppe. Bezogen auf die fernere Lebenserwartung im Alter von 18 Jahren entspricht dies bei Frauen und Männern einer Differenz von 6,5 Jahren. Ein Teil dieser Unterschiede kann auf das riskantere Gesundheitsverhalten der niedrigen Statusgruppe zurückgeführt werden: Nach Kontrolle für Rauchen, Adipositas und sportliche Inaktivität verringern sich die zwischen den Statusgruppen beobachteten Unterschiede im Mortalitätsrisiko um 28 % bei Frauen und um 24 % bei Männern. (Lampert und Kroll 2014)

▶ **Praxistipp** Weitere Daten zu diesem Thema sowie Hinweise zu ihrer Gewinnung sind in der Broschüre des Robert-Koch-Instituts zu finden, die online oder als Ausdruck erhältlich ist (Lampert und Kroll 2014).

2.4   Zusammenfassung

Obwohl das Gesundheitssystem viele Angebote vorhält, macht die Organisation der Versorgung in unterschiedliche Sektoren, die über unterschiedliche Quellen finanziert sind und in denen unterschiedliche Berufsgruppen bei mangelnder Absprache und Koordination arbeiten, eine für den einzelnen Patienten maßgeschneiderte Versorgung schwierig. Ausgerechnet in einer Zeit der Schwächung wird den Patient*innen ein hohes Maß an Kommunikation, Entscheidung und Organisation abverlangt. Das Verfahren des Case Managements ist geeignet, die Bedürfnisse von Patient*innen durch passende Hilfen besser zu decken, unterschiedliche Versorgungsangebote sinnvoll miteinander zu verbinden und die professionelle Arbeit durch die Verknüpfung von Hilfen von Freunden und Angehörigen mit ehrenamtlichen Hilfen wirkungsvoller zu machen. Nicht zuletzt tragen Case Manager*innen mit ihrer Arbeit dazu bei, die Versorgungsleistungen gerechter zu verteilen.

2.5 Übungsaufgabe

▶ **Übungsaufgabe** Schauen Sie sich das 2. Fallbeispiel von Alexander Kaminski noch einmal an. Überlegen Sie, welche Probleme und Hilfen es gibt und notieren Sie dabei, aus welcher Finanzierungsquelle die Hilfen kommen.

Literatur

Deutsche Krebsgesellschaft e. V. (DKG): www.oncomap.de

Lampert T, Kroll LE (2014) Soziale Unterschiede in der Mortalität und Lebenserwartung. GBE kompakt 5(2). Robert-Koch-Institut, Berlin. http://www.rki.de/gbe-kompakt. Zugegriffen: 29. Jan. 2023

MDS Medizinischer Dienst des Spitzenverbandes Bund e. V. (2019) Das neue Begutachtungsinstrument der Sozialen Pflegeversicherung. Die Selbstständigkeit als Maß der Pflegebedürftigkeit. https://www.medizinischerdienst.de/fileadmin/user_upload/19-05-20_NBI_Pflegebeduerftigkeit_Fach-Info.pdf. Zugegriffen: 29. Jan. 2023

Onkozert (2022) Oncomap. Anzahl von DKG zertifizierte Brustkrebszentren in Deutschland nach Bundesland. Unter Mitarbeit von Onkozert. (Hrsg), OnkoZert GmbH. Neu-Ulm. https://www.oncomap.de/centers?selected Organ=Brust&selectedCounty=Deutschland&selectedCerttype=DKG, zuletzt aktualisiert 2022. Zugegriffen: 29. Jan. 2023

Statistisches Bundesamt (2021) Bevölkerung: Bundesländer, Stichtag, Geschlecht. Stichtag 31.12.21. (Hrsg), Statistisches Bundesamt. Statistisches Bundesamt, Wiesbaden. https://www-genesis.destatis.de/genesis/online?ope ration=abruftabelleBearbeiten&levelindex=2&levelid=1668252182500& auswahloperation=abruftabelleAuspraegungAuswaehlen&auswahlverzeich nis=ordnungsstruktur&auswahlziel=werteabruf&code=12411-0011&ausw ahltext=&werteabruf=Werteabruf#abreadcrumb. Zugegriffen: 29. Jan. 2023

www.dkgev.de/media/file/49831.Anlage_1_Umsetzungshinweise_Entlass-
management.pdf

www.bundesgesundheitsministerium.de/service/begriffe-von-a-z/e/entlass-
management.html

www.dgcc.de/wp-content/uploads/2018/03/180227_DGCC-Stellungnahme-
zum-Rahmenvertrag-Entlassmanagement.pdf

https://www.bundesgesundheitsministerium.de/service/begriffe-von-a-z/p/
pflegegrade-neuer-pflegebeduerftigkeitsbegriff.html

www.pflegeversicherung-experten.de/pflegegrad-1-bis-5.html

Der Case-Management-Prozess

3

Inhaltsverzeichnis

Wir bedanken uns bei M. Hochuli (Kompass, Zürich), bei H. Koch (Spitex, Luzern), bei P. Haller (Lebenshilfe Niederösterreich gGmbH) sowie bei H. Hierzer (Schädel-Hirn-Trauma-Lobby, Wels) für die Bereitstellung von Case-Management-Vereinbarungen, Assessmentinstrumenten und weiteren Materialien ihrer Institutionen.

In diesem Kapitel wird der Case-Management-Prozess vorgestellt. Es geht um die 5 Phasen von Intake, Assessment, Planung, Durchführung und Monitoring sowie Evaluation, die mithilfe unseres Beispielfalls Silvia Schumacher anschaulich gemacht werden. Auf diese Weise soll deutlich werden, wie die Eigensorge, die Hilfe durch Angehörige und Freunde und die Unterstützung durch professionelle Dienstleister den Bedürfnissen der Patientin entsprechend miteinander verbunden werden. Es soll auch gezeigt werden, in welcher Weise die Patientin an Entscheidungen beteiligt ist, wie die Qualität der Leistungen durch das Monitoring der Case Managerin gewährleistet wird und wie der Prozess des Case Management im Einvernehmen beendet wird. Beginnen wir mit der Aufnahme des Falls in das Case Management.

3.1 Intake für unser Fallbeispiel

Nicht alle Patient*innen benötigen ein Case Management. Organisationen, die Case Management anbieten, haben Kriterien, nach denen sie Patient*innen fürs Case Management aussuchen. Kriterien können durch Krankheiten definiert sein (alle Patient*innen mit demenziellen Erkrankungen), aber auch durch Kosten (alle Patient*innen, die ein festgelegtes Limit für die tägliche Versorgung überschreiten), in einer bestimmten Altersgruppe (alle über 85 Jahre) oder Lebenssituation (allein lebend, obdachlos) oder eine Kombination aus Kriterien.

Andrea Riewe, die Case Managerin aus unserem Beispielfall, hat nach dem im Pflegestützpunkt entwickelten Kriterienkatalog feststellen können, dass Silvia Schumacher gleich aus mehreren Gründen ins Case Management aufgenommen werden sollte (Tab. 3.1).

Tab. 3.1 Kriterien für die Aufnahme ins Case Management

Kriterien	Trifft zu	Trifft nicht zu	Unklar (Nachfrage notwendig)
Wohnort (im Einzugsgebiet des Pflegestützpunkts)	×		
Alter (über 85)		×	
Familienstand (allein lebend)		×	
Körperliche Situation (Krankheit, Schwäche, Gewicht)	×		
Psychische Situation (Orientiertheit, Antrieb, Verhalten)	×		
Fähigkeit zur Selbstsorge (Ernährung, Medikamenteneinnahme, Körperpflege, Kleidung)	×		

(Fortsetzung)

Tab. 3.1 (Fortsetzung)

Kriterien	Trifft zu	Trifft nicht zu	Unklar (Nachfrage notwendig)
Soziale Situation (ist für mindestens eine weitere Person verantwortlich)	×		
Hauswirtschaftliche Aufgaben (Einkaufen, Mahlzeiten, Reinigung)	×		
Finanzielle Situation (geringes Einkommen, Schulden)			×
Anzahl der benötigten Dienstleistungen (2 und mehr)	×		
Bestimmte Erkrankungen (Schlaganfall, Herzinfarkt, Demenz, Depression)		×	

Andere Beispiele für Intake-Kriterien

Eine Liste von Kriterien ist grundlegend, Klient*innen mit Case-Management-Bedarf sicher zu identifizieren. Andrea Riewes Liste tut das für die Klient*innen ihres Pflegestützpunkts. Hier sind weitere Beispiele von Kriterienkatalogen aus der Literatur.

Beginnen wir mit den Kriterien, die von der Deutschen Gesellschaft für Care und Case Management (DGCC) in ihren Rahmenempfehlungen (2020) veröffentlicht wurden. Die DGCC schätzt Case Management als besonders gut geeignet für Personen ein, die

- sich in einer für sie schwierigen Situation befinden,
- zur Verbesserung ihrer Situation mehrere Leistungserbringer und informelle Unterstützer benötigen,
- aufgrund fehlender Ressourcen ihre Versorgung nicht selbst organisieren und koordinieren können,

- durch Regelversorgungspfade nicht versorgt werden können und
- eine Einwilligung zur Teilnahme an Care und Case Management gegeben haben.

Die Case Management Society of America (CMSA 2016) empfiehlt folgende Screeningkriterien, die für Auswahl von Case-Management-Klient*innen hilfreich sein können:

- Alter
- Schmerzstatus
- Bedarf an Unterstützung und Pflege
- Körperliche Situation
- Kognitive Situation
- Ernährungsstatus
- Anzeichen von Missbrauch und Vernachlässigung
- Chronische oder unheilbare Krankheiten
- Wiederholte Krankenhauseinweisungen
- Allein lebend
- Finanzielle Probleme

Weitere Kriterien nennen Cesta et al. (2017) in ihrem „Survival Guide":

- Hohe Krankheitskosten für Kliniken
- Spezifische Krankheiten, wie z. B. Demenz, Schlaganfall
- Fehlendes soziales Unterstützungssystem
- Obdachlosigkeit

Entscheidend fürs Case Management ist die Qualität des Intake. Nur eine Organisation, die klare Kriterien für die Aufnahme von Klient*innen ins Case Management hat, kann eine spezifische und hilfreiche Unterstützung leisten. Ebenso lässt es sich gut in Koexistenz mit anderen Organisationen leben, die Case Management anbieten, wenn das eigene Profil klar definiert ist.

3.1.1 Rechte und Pflichten der im Case Management Beteiligten

Wenn Klient*innen für das Care und Case Management identifiziert sind, dann ist es im nächsten Schritt notwendig, Rechte und Pflichten der Beteiligten klarzulegen. Dabei ist auf die unterschiedlichen Ebenen der Rechte zu achten. Es gibt *gesetzlich* sowie *vertraglich* geregelte Rechte. Die im Grundgesetz angesprochenen Rechte stellt die Pflege-Charta im Kontext hilfe- und pflegebedürftiger Menschen dar.

Die 8 Artikel der Pflege-Charta zu den Rechten auf:

Artikel 1	Selbstbestimmung und Hilfe zur Selbsthilfe
Artikel 2	Körperliche und seelische Unversehrtheit, Freiheit und Sicherheit
Artikel 3	Privatheit
Artikel 4	Pflege, Betreuung und Behandlung
Artikel 5	Information, Beratung und Aufklärung
Artikel 6	Kommunikation, Wertschätzung und Teilhabe an der Gesellschaft
Artikel 7	Religion, Kultur und Weltanschauung
Artikel 8	Palliative Begleitung, Sterben und Tod

(www.pflege-charta.de, Bundesministerium für Familie, Senioren, Frauen und Jugend 2022)

Praxistipp
Durch das Zentrum für Qualität in der Pflege (ZQP) wurden Arbeitsmaterialien zur Pflege-Charta erarbeitet. Sie sollen dazu beitragen, die Grundsätze der Pflege-Charta und die darin formulierten Rechte hilfe- und pflegebedürftiger Menschen

in der Praxis zu verankern. Die kostenfreien Materialien sind gegliedert in 4 Kategorien: Wissen, Reflexion, Methoden und Verbreitung. Darin enthalten sind z. B. Erklärfilme, eine Erläuterung der Pflege-Charta in einfacher Sprache, Präsentationsfolien, Arbeitsblätter, Methodenvorstellungen und auch Druckvorlagen für verschiedene Informationsblätter.

Download unter: https://www.wege-zur-pflege.de/pflege-charta/arbeitsmaterial.

Im Case Management gibt es aber auch vertraglich geregelte Rechte und Pflichten. Hier geht es zunächst um den Datenschutz. Mit Patient*inneninformationen muss vertraulich umgegangen werden. Patienten haben das Recht auf Einsicht in ihre Krankenakten und können eine Kopie davon verlangen. Weitere Punkte umfassen die Mitwirkung des Patienten in den Entscheidungsprozess und in die Gestaltung der Versorgung. Die Tab. 3.2 gibt einen Überblick über die im Case Management geregelten Rechte und Pflichten aufseiten der Patientin und der Case Managerin.

Tab. 3.2 Vertraglich geregelte Rechte und Pflichten im Case Management

Silvia Schumacher hat im Rahmen des Case Management Recht auf	Andrea Riewe hat im Rahmen des Case Management Recht auf
• Mitsprache bei Entscheidungen über und Organisation der Hilfen • individuell zugeschnittene Versorgungsangebote • Teilnahme an Fallbesprechungen und Hilfeplankonferenzen • die Case Managerin von ihrer Schweigepflicht zu entbinden	• Daten der Patientin weiterzuleiten oder einzuholen • im vereinbarten Rahmen für die Patientin zu sprechen • frühzeitig den Prozess zu beenden, wenn es an einer aktiven Mitwirkung fehlt
Silvia Schumacher hat im Rahmen des Case Management die Pflicht,	**Andrea Riewe hat im Rahmen des Case Managements die Pflicht,**

(Fortsetzung)

Tab. 3.2 (Fortsetzung)

• soweit wie möglich aktiv den Prozess mitzugestalten und Entscheidungen mitzutragen • Ressourcen einzubringen • über Änderungen ihrer Situation zu informieren, die einen Einfluss auf den weiteren Verlauf des Case Management haben	• mit allen Informationen und Daten sorgfältig umzugehen • Angebote und Optionen verständlich zu machen, damit eine Mitwirkung möglich ist • die Bedürfnisse und Interessen der Patientin in allen Handlungen zu berücksichtigen und den gesamten Prozess im Blick zu behalten • auf absehbare Gefahren und Risiken hinzuweisen und entsprechende Lösungsvorschläge zu machen • die Durchführung der vereinbarten Leistungen und deren Qualität zu kontrollieren

Kommunikationsstrukturen schaffen und Regeln ausmachen
Die vereinbarten Rechte und Pflichten sollen praktisch und nützlich sein. Darum müssen sie auf Strukturen treffen, in denen sie umgesetzt werden können, d. h. die Kommunikation muss geregelt sein und die Zusammenarbeit ermöglicht werden. Dazu sagen beide Seiten, was sie von einander erwarten, wie sie miteinander in Kontakt treten und gemeinsam Entscheidungen treffen wollen.

Andrea Riewe und Silvia Schumacher besprechen folgende Fragen:

- In welcher Weise sollen Absprachen zwischen ihnen getroffen werden (Telefon, persönlich, Skype, SMS usw.)?
- Wie häufig und wann finden Austausch und Ansprachen statt (in der ersten Woche täglich um 10 Uhr, jeden Montag vormittags, 14-tägig freitags nach dem Klinikbesuch usw.)?

- Wer ist wie erreichbar? Gibt es eine „Notfallrufnummer", unter der die Case Managerin auch außerhalb der abgesprochenen Zeiten erreichbar ist?
- Wie lange soll die Vereinbarung für das Case Management gültig sein?
- Unter welchen Umständen können beide Seiten den Vertrag beenden?

Datenschutz einhalten

In der nächsten Zeit wird Andrea Riewe in enger Absprache mit ihrer Klientin mit vielen formellen und informellen Helfern Kontakt haben und zusammen arbeiten. Damit Andrea Riewe Daten von Silvia Schumacher weitergeben darf, vereinbaren sie eine Schweigepflichtentbindung. Frau Schumacher ist einverstanden, dass Frau Riewe mit anderen in der Versorgung beteiligten Personen spricht und notwendige Daten zu ihrer Person erhält, um die für sie passenden Hilfen organisieren zu können. Silvia Schumacher möchte eine Ausnahme dieser Vereinbarung treffen: Informationen zu ihrer Diagnose und Behandlung sollen nicht an ihre Eltern und Geschwister weitergegeben werden. Diese hatten mehrmals schon versucht, Kontakt mit Andrea Riewe aufzunehmen.

3.1.2 Blick in die Schweiz

Wir zeigen Ihnen ein Beispiel für eine Case Management Vereinbarung des Programms Kompass in Zürich (Abb. 3.1).

Stadt Zürich
Städtische Gesundheitsdienste
Stadtärztlicher Dienst
Kompass
Walchestrasse 31, Postfach
8021 Zürich

Telefon 044 412 58 58
Fax +41 44 412 23 93
www.stadt-zuerich.ch/kompass
kompass@zuerich.ch

Case Management - Vereinbarung

Name Klient/in:
Geb. Datum:

Case Management

Kompass ist ein Angebot des Stadtärztlichen Dienstes mit dem Auftrag, Menschen in ausgesprochen komplexen Situationen bei der Bewältigung von gesundheitlichen und sozialen Problemen möglichst effektiv zu unterstützen. Die Case Manager/innen sind erfahrene Fachleute im Bereich Pflege, Sozialarbeit oder Psychologie, erbringen jedoch keine diagnostischen oder therapeutischen Leistungen sondern organisieren und koordinieren die notwendige Hilfe.

Ziele

Klient/in und Case Manager/in vereinbaren, mit dem Case Management die folgenden Ziele zu erreichen:

Hauptziel:

Teilziele:

Gültigkeit der Vereinbarung

Diese Vereinbarung gilt:

- Bis zum Zeitpunkt der Überprüfung der vereinbarten Ziele

- bis zur einseitigen oder beidseitigen Auflösung, welche möglichst in einem persönlichen Gespräch dargelegt wird

- Oder bis zum Zeitpunkt, an dem die vereinbarten Ziele erreicht sind

Zusammenarbeit

Eine gute Zusammenarbeit und das Vertrauen zwischen Klientin/Klient und Case Manager/in sind die wichtigsten Voraussetzungen zur Erreichung der vereinbarten Ziele. Dazu gehören einige Verpflichtungen, die beidseits eingehalten werden sollten.

Abb. 3.1 Blick in die Schweiz: Case Management Vereinbarung von Kompass. (Mit freundlicher Genehmigung von Kompass, Zürich)

Als Klientin/ Klient verpflichten Sie sich , die Case Managerin/den Case Manager zu informieren, wenn...

- Sie mit Ziel, Weg und Massnahmen des Case Managements nicht oder nicht mehr einverstanden sind
- sich relevante Änderungen oder Informationen ergeben, welche Auswirkungen haben auf Rahmen und Inhalt des Case Managements
- Sie soziale oder medizinisch Leistungen neu in Anspruch nehmen oder bestehende Massnahmen beenden

Die Case Managerin/der Case Manager verpflichtet sich:

- sich nach bestem Wissen und Gewissen für die gemeinsam vereinbarten Ziele zu engagieren
- die Klientin/den Klienten zu informieren, falls sich relevante Änderungen oder Informationen ergeben, welche Auswirkungen haben auf Rahmen und Inhalt des Case Managements

Beschwerden

Im Verlaufe der Zusammenarbeit kann es vorkommen, dass sich eine Klientin/ein Klient nicht verstanden oder unfair behandelt fühlt. In diesem Fall bitten wir Sie, mit der zuständigen Person zu sprechen. Auch steht Ihnen der Fachstellenleiter von Kompass für Kritik und Fragen gerne zur Verfügung. Falls Ihre Beschwerde aus Ihrer Sicht nicht zu einer Lösung führt, können Sie sich auch an die Ombudsstelle der Stadt Zürich wenden. 044 412 00 30. www.stadt-zuerich.ch/ombudsstelle

Diskretion und Datenschutz

Die Entbindung von der Schweigepflicht ist ein verbindlicher Bestandteil dieser Vereinbarung. Die Case Managerin/der Case Manager verpflichtet sich damit, Informationen nur auszutauschen, die fallbezogen geeignet und erforderlich sind, um die gemeinsam vereinbarten Ziele zu erreichen.

Klient/in   **Case Manager/in Kompass**

Ort, Datum   Ort, Datum:

....
Name Vorname   **Name Vorname**

Sig: ....   Sig: ....

Abb. 3.1 (Fortsetzung)

3.1.3 Blick nach Österreich

Die Case-Management-Vereinbarung des Vereins Schädel-Hirn-Trauma-Lobby in Wels (Quelle: http://www.sht-lobby.at) ist in Abb. 3.2 dargestellt.

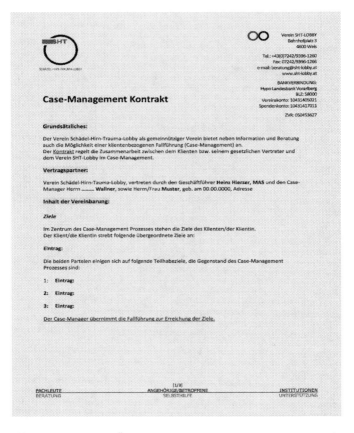

Abb. 3.2 Blick nach Österreich: Case Management Vereinbarung der Schädel-Hirn-Trauma-Lobby, Wels. (Mit freundlicher Genehmigung der Schädel-Hirn-Trauma-Lobby, Wels)

3.1.4   Zusammenfassung

Was Klient*innen charakterisiert, für die das Case Management nützlich ist, ist Gegenstand in der Phase des Intake. Damit Patient*innen, die durch Case Management versorgt werden sollen, sicher und schnell identifiziert werden, muss klar sein,

1. Ablauf

Der Klient/die Klientin beauftragt den Case-Manager, in seinen Angelegenheiten zur Zielerreichung entsprechende Maßnahmen zu planen und durchzuführen. Der Ablauf entspricht dem Case-Management Regelkreis.

a. Information (Assessment)

Die Vorgehensweise beinhaltet das Einholen von Informationen für die Einigung auf Detailziele und für die Erarbeitung eines Hilfeplanes.

b. Hilfeplanung

Nach der Informationssammlung und einer gemeinsamen Zieldefinition werden die erforderlichen Leistungserbringer einbezogen, um gemeinsam einen Hilfeplan zu erarbeiten.

c. Überwachung (Monitoring)

Die geplanten Maßnahmen werden mit dem Klienten/der Klientin besprochen und abgestimmt. Die Vorgehensweise wird schriftlich festgehalten und der Klient/die Klientin erhält ein Gesprächsprotokoll. Die Vereinbarungen sind beiderseits verbindlich. Sollten Änderungen erforderlich sein, bedürfen diese einer gegenseitigen Absprache.

d. Überprüfung der Zielerreichung (Evaluation)

Der Klient/die Klientin erklärt sich bereit, gemeinsam mit dem Case-Manager den Verlauf und die Zielerreichung regelmäßig zu überprüfen und gegebenenfalls anzupassen. Er/Sie ist weiters damit einverstanden, dass der Verein SHT-Lobby seine/ihre Daten auf einer Datenbank speichert und in anonymisierter Form für statistische Auswertungen verwendet. Es steht ihm/ihr frei, bei Auflösung des Kontraktes seine/ihre Daten löschen zu lassen. Weiters kann er/sie jederzeit in die laufende Case-Management Dokumentation – seine/ihre Person betreffend – Einsicht nehmen.

2. Umgang mit Informationen

Bei der Informationsweitergabe achtet der Case-Manager darauf, dass die persönliche Intimsphäre des Klienten/der Klientin gewahrt bleibt. Er ist nichtzuständigen Dritten gegenüber zur Verschwiegenheit verpflichtet sowie bei Informationen, die als vertraulich deklariert sind.
Bei Informationen, die weitergegeben werden müssen, die aber zum Nachteil des Klienten/der Klientin führen können, bei möglichen rechtlichen Schritten oder meldepflichtigen Erkrankungen, ist die Weitergabe erst nach Rücksprache mit der Geschäftsführung und/oder der medizinischen Fachaufsicht möglich und erfolgt erst nach Information des Klienten/der Klientin darüber.

3. Zuständigkeiten / Verantwortung

Der Klient/Die Klientin überträgt grundsätzlich die Koordination der Maßnahmen und den dafür erforderlichen Informationsaustausch mit möglichen Partnern dem Case-Manager der SHT-Lobby. Für die Prozessgestaltung ist der Case-Manager zuständig. Die Verantwortung für einzelne Aufgaben kann miteinander vereinbart werden.
Der Klient/Die Klientin erklärt sich bereit, dem Case-Manager alle wichtigen Informationen, die einen Einfluss auf die Zielerreichung haben können, weiterzugeben. Dazu gehören Informationen bezüglich Erkrankungen (z.B. Anamnese, Befunde, Gutachten, etc.), zu seinen/ihren Ressourcen, seinem/ihrem sozialen Umfeld, der Vorgeschichte und andere involvierte Personen oder Stellen (Beratungs- und Betreuungsstellen, Sachwalter, Gericht, etc.).
Die geplanten Maßnahmen werden mit dem Klienten/der Klientin besprochen und abgestimmt. Der Case-Manager ist bevollmächtigt, im Rahmen vereinbarter Schritte nach Bedarf mit Netzwerkpartnern in Kontakt zu treten und Prozesse zu initiieren. Die Vorgehensweise wird schriftlich festgehalten und der Klient/die Klientin erhält ein Gesprächsprotokoll.

[2/3]

FACHLEUTE	ANGEHÖRIGE/BETROFFENE	INSTITUTIONEN
BERATUNG	SELBSTHILFE	UNTERSTÜTZUNG

Abb. 3.2 (Fortsetzung)

Der Case-Manager oder der Verein Schädel-Hirn-Trauma-Lobby übernimmt keine Betreuungsleistungen oder Haftungen im Rahmen des Case-Management Prozesses.

Der Facharzt für Neurologie und Psychiatrie berät den Case-Manager in Bezug auf die Vorgehensweise in medizinisch-therapeutischen Belangen und überwacht den Prozess im Auftrag der SHT-Lobby aus fachärztlicher Sicht. Der Case-Manager und der Klient/die Klientin sind bereit, mit ihm zu kooperieren.

4. Anfang und Ende eines Case-Managements

Vor Unterzeichnung eines Case-Management Kontraktes entscheidet nach Vorlage aller relevanten Grundlagen (wie die Erfüllung der Eingangskriterien, Definition des übergeordneten Zieles, Stellungnahme des Facharztes, Abschätzung der erforderlichen Ressourcen und Dauer, etc.) der Geschäftsführer in Rücksprache mit dem Team über die Aufnahme in ein Case-Management.

Das Case-Management beginnt mit Unterzeichnung des Kontraktes durch den Klienten/die Klientin oder seinem/ihrem gesetzlichen Vertreter, dem zuständigen Case-Manager und dem Geschäftsführer der SHT-Lobby. Grundsätzlich besteht eine zeitliche Befristung nur in Bezug auf die Projektdauer (bis Dezember 2010), es ist aber darauf zu achten, dass der Klient/die Klientin oder sein/ihr gesetzlicher Vertreter seine/ihre Belange möglichst bald selbständig übernehmen kann.

Der Kontrakt endet:

*   wenn das vereinbarte Ziel erreicht wurde
*   wenn der Hilfebedarf kein weiteres CM erfordert
*   wenn gemeinsame Zielvereinbarungen nicht mehr erreichbar sind
*   nach wiederholtem Brechen von Vereinbarungen durch den Klienten/die Klientin bzw. seinem/ihrem gesetzlichen VertreterIn
*   bei Auflösung des Kontraktes durch den Klienten/die Klientin
*   bei Ausscheiden des Case-Managers aus dem Verein SHT-Lobby (ein neuer Kontrakt ist gegebenenfalls mit einem anderen Case-Manager neu zu vereinbaren).

Beide Parteien können jederzeit den Kontrakt kündigen, ohne dafür eine Begründung nennen zu müssen.

5. Kosten

Für das Case-Management werden dem Klienten/der Klientin oder seinem/ihrem gesetzlichen VertreterIn keine Kosten verrechnet.

_____   _____
Ort und Datum   GF Heinz Hierzer, MAS

_____   _____
Case-Manager   Klient/Klientin oder gesetzl. VertreterIn

[3/3]

FACHLEUTE   ANGEHÖRIGE/BETROFFENE   INSTITUTIONEN
BERATUNG   SELBSTHILFE   UNTERSTÜTZUNG

Abb. 3.2 (Fortsetzung)

wer das Intake durchführt. Zum Beispiel im Krankenhaus kann bei Aufnahme ein Screening aller Patient*innen mit festgelegten Kriterien stattfinden. Zertifizierte Case Manager*innen im Krankenhaus können Mitarbeiter*innen der Verwaltung, Pflegefachpersonen oder Sozialarbeiter*innen sein. Wenn mehrere Case Manager*innen beteiligt sind, muss eine klare Aufteilung der Patient*innengruppen vorliegen.

Es geht also um zwei zentrale Fragen, die beantworten werden müssen:

- Was sind Kriterien für die Aufnahme in das Case-Management-Programm?
- Wer entscheidet, wann Klient*innen in das Case-Management-Programm aufgenommen werden?

Wir machen uns klar: das Intake ist der erste Schritt im Case-Management-Prozess. In dieser Phase werden zwischen Case Manager*in und Klient*in Spielregeln für die weitere Zusammenarbeit ausgemacht. Es geht um Fragen, wie Absprachen getroffen werden, wie häufig sich Case Manager*in und Klient*in treffen und wer wie erreichbar ist. Außerdem werden bereits im Intake Vereinbarungen darüber geschlossen, wer unter welchen Umständen Case Management beenden kann. Eine Beendigung kommt z. B. infrage, wenn alle notwendigen Hilfen organisiert wurden und keine weitere Unterstützung durch die Case Manager*in notwendig ist. Case Management kann aber auch vorzeitig beendet werden. Ein Grund dafür kann sein, dass die Klient*in Hilfen und Unterstützungen immer wieder ablehnt.

Die Aufnahme von Patient*innendaten sowie deren Weitergabe sind erforderlich, damit eine Behandlung möglich ist und zielgerichtet durch mehrere Akteure erfolgen kann. Die Case Manager*in ist zuständig für den sicheren Umgang mit Patient*innendaten. Das erfordert die Beachtung des Datenschutzes, der in der Datenschutzgrundverordnung (DSGVO) geregelt ist.

„Personenbezogene Daten müssen:

a) auf rechtmäßige Weise, nach Treu und Glauben und in einer für die betroffene Person nachvollziehbaren Weise verarbeitet werden („Rechtmäßigkeit, Verarbeitung nach Treu und Glauben, Transparenz");

b) für festgelegte, eindeutige und legitime Zwecke erhoben werden und dürfen nicht in einer mit diesen Zwecken nicht zu vereinbarenden Weise weiterverarbeitet werden […]; („Zweckbindung");

c) dem Zweck angemessen und erheblich sowie auf das für die Zwecke der Verarbeitung notwendige Maß beschränkt sein („Datenminimierung");

d) sachlich richtig und erforderlichenfalls auf dem neuesten Stand sein; es sind alle angemessenen Maßnahmen zu treffen, damit personenbezogene Daten, die im Hinblick auf die Zwecke ihrer Verarbeitung unrichtig sind, unverzüglich gelöscht oder berichtigt werden („Richtigkeit");

e) in einer Form gespeichert werden, die die Identifizierung der betroffenen Personen nur so lange ermöglicht, wie es für die Zwecke, für die sie verarbeitet werden, erforderlich ist […] („Speicherbegrenzung");

f) in einer Weise verarbeitet werden, die eine angemessene Sicherheit der personenbezogenen Daten gewährleistet, einschließlich Schutz vor unbefugter oder unrechtmäßiger Verarbeitung und vor unbeabsichtigtem Verlust, unbeabsichtigter Zerstörung oder unbeabsichtigter Schädigung durch geeignete technische und organisatorische Maßnahmen („Integrität und Vertraulichkeit") […]" (§ 1 Artikel 5 Abs. 1 a–f DSGVO).

Ein Formular zur Schweigepflichtentbindung ist hilfreich, wenn es deutlich macht,

- was mit den erhobenen Daten geschieht,
- welche Daten an welche Personen zu welchem Zweck weitergegeben werden dürfen,

- Ausnahmen zugelassen sind (z. B. XY soll meine Daten nicht bekommen) und
- eine zeitliche Befristung angegeben ist.

3.1.5 Übungsaufgabe

▶ **Übungsaufgabe** Überlegen Sie, warum bei Herrn Kaminski ein Case Management erforderlich ist. Notieren Sie stichpunktmäßig alle Ihre Argumente. Wenn Sie sich vorab noch einmal Intake-Kriterien anderer Organisationen oder weiterer Fachautor*innen ansehen wollen, lesen Sie im vorangegangenen Unterkapitel nach.

3.2 Assessment für unser Fallbeispiel

Damit die Case Managerin, Andrea Riewe, zusammen mit Frau Schumacher die nächsten Schritte der Unterstützung planen kann, verständigen sie sich zunächst über die aktuelle Ausgangssituation.

Bevor diese ersten Gespräche stattfinden, verständigen sich beide darüber, wo sie sich treffen wollen, in welcher Reihenfolge die Gespräche stattfinden sollen und wer bei welchem Gespräch anwesend sein soll. Dieses Vorgehen setzt die Beziehung zwischen Frau Schumacher und Frau Riewe an die erste Stelle und macht die weiteren Beziehungen, die die Case Managerin zum engsten Umfeld Silvia Schumachers aufbauen möchte, für die Patientin transparent und verständlich. Auf diese Weise weiß Frau Schumacher, wer mit wem spricht und hat nicht das Gefühl, dass hinter ihrem Rücken über ihre Belange gesprochen wird. Darüber hinaus ist es wichtig, die Patientin durch das erste Gespräch nicht zu überfordern. Von Anfang an sollte klar sein, dass Informationen und Daten jederzeit ergänzt werden können. Wir wissen aus unseren Erfahrungen, dass ein gutes Assessment Zeit und mehrere Termine benötigt.

Was für Case Manager*innen zur Vorbereitung von Hausbesuchen zu beachten ist

- Genau die Adresse und den Anfahrtsweg notieren und den Treffpunkt mithilfe einer Straßenkarte oder eines elektronischer Navigationssystems verorten (auch zu beachten: Genug Benzin im Tank, Parkmöglichkeit, Entfernung zum nächsten öffentlichen Verkehrsmittel, Fahrplan usw.)
- Den Zeitraum des Gesprächs (Anfang und Ende) gemeinsam definieren
- Die Gesprächsteilnehmenden vorab festlegen, die Reihenfolge der Gespräche, zentrale Themen für jedes Gespräch nach Absprache notieren (evtl. auch notieren, welche Themen in einem bestimmten Gespräch nicht angeschnitten werden sollen)
- Laptop mit Dokumentationssoftware und Assessmentinstrumente oder deren Papierversion einpacken
- Klient*in bitten, Unterlagen, die für das Gespräch notwendig sein können, bereitzulegen, z. B. Arztbriefe, Pflegetagebuch, Adressen von Ansprechpartnern
- Kolleg*innen im Büro informieren, wo und in welcher Zeit der Hausbesuch stattfindet (Planungssoftware aktualisieren)
- Mobiltelefon nicht vergessen, um erreichbar zu sein, kurze Informationen beschaffen zu können oder Hilfe im Notfall anfordern zu können

Frau Schumacher und Frau Riewe führen das erste Gespräch zu Hause bei den Schumachers, weil Silvia Schumacher im Augenblick nur mit großer Anstrengung die Wohnung verlassen kann. Am ersten Gespräch wird Mathias Schumacher teilnehmen. Sohn Max wird während dieser Zeit beim Fußballtraining sein. Die Zeit für das Assessment zu nutzen, wenn Max nicht da ist, bietet sich an, da Silvia und Mathias Schumacher selbst nervös und gespannt sind, was auf sie zukommt. Das wollen sie zunächst selbst und als Paar herausfinden. Am Ende des Gesprächs werden Max und Silvias Freundin

Petra dazukommen. Petra holt Max vom Sport ab. Beide sollen Andrea Riewe und deren Funktion in der Behandlung kennenlernen.

Die Schumachers und Frau Riewe sprechen über folgende Fragen:

- Welche Anliegen und Sorgen haben Silvia Schumacher, ihre Familie und ihre Freunde, wie dringlich sind diese und in welcher Reihenfolge sollen sie von Andrea Riewe bearbeitet werden?
- Was hilft Silvia Schumacher am meisten, um ihr Lebensgefühl rasch zu verbessern?
- Welche Ressourcen hat Silvia Schumacher, um ihre Lage zu verbessern?
- Wer aus ihrem direkten Umfeld unterstützt sie wie dabei?
- Welche Netzwerke, d. h. welche Personen und Organisationen können einbezogen werden, wenn es um Unterstützung von Frau Schumacher geht?

Die Informationen und Daten aus diesem Assessmentgespräch bilden die Grundlage für die Planung notwendiger Hilfen.

Im Prozess des Assessments spricht Andrea Riewe nicht nur mit Silvia Schumacher, sondern auch mit den wichtigsten Personen ihres Umfelds:

- Silvia Schumacher ist die zentrale Person, deren subjektive Einschätzung der Situation grundlegend ist.
- In Gesprächen mit dem Ehemann Mathias Schumacher, dem Sohn Max und der Freundin Petra geht es um deren Einschätzung der Lage und eine Erweiterung der Perspektive.
- Die Gesundheits- und Krankenpflegerin aus dem Brustzentrum (Brustschwester) stellt detailliert die bisherige Behandlung und die nächsten Schritte in der Therapie von Silvia Schumacher vor.

Durch die Informationen, die Andrea Riewe persönlich in Gesprächen oder am Telefon erhält, verschafft sie sich in Abstimmung mit der Klientin einen Überblick, den sie dokumentiert. Dabei vermeidet sie doppelte Abfragen, um die

Belastung der Klientin und deren Umfeld so gering wie möglich zu halten. Die Ergebnisse aus den Gesprächen dokumentiert sie, ebenso wie die Daten, die sie durch den Einsatz von Erhebungsinstrumenten (z. B. Lebensereignisskala (LE-Skala), Einschätzung der Beweglichkeit mittels DASH) bekommen hat. Diese Instrumente können zu unterschiedlichen Zeiten der Behandlung eingesetzt werden und den Verlauf (Verbesserungen, Verschlechterungen, akute Situationen) abbilden. Sie sind aber auch die Basis für die Folgegespräche.

3.2.1 DASH Questionnaire

Der DASH Questionnaire ist ein Fragebogen, der über Symptome oder Funktionseinschränkungen im Arm-Schulter-Hand-Bereich Auskunft gibt und z. B. im Assessment von Patientinnen nach Brustkrebsoperationen eingesetzt werden kann. Dieser 30 Items umfassende Fragebogen ermittelt körperliche Einschränkungen und deren Auswirkungen auf das tägliche Leben, aber auch auf die sozialen Beziehungen und sportlichen Aktivitäten. Auf einer 5-wertigen Likert-Skala markieren die Betroffenen selbst, ob z. B. ein Schmerz aktuell nicht vorhanden (1), mild (2), moderat (3) schwer (4) oder extrem (5) ist. Einschränkungen im sozialen Leben mit Freunden, Familie, Nachbarn usw. können als nicht vorhanden (1), etwas (2), moderat (3), ziemlich (4) oder enorm vorhanden (5) bewertet werden. Wenn alle Fragen beantwortet wurden (nicht mehr als 3 Auslassungen), können die Befragten ihren aktuellen Wert der körperlichen Fitness oder Einschränkung selbst errechnen. Die Formel dazu steht am Ende des Fragebogens. Entwickelt wurde der Fragebogen 2006 vom Institute for Work and Health (iwh). Der Fragebogen, der mittlerweile in einer 3. Version vorliegt, kann kostenlos aus dem Netz heruntergeladen werden unter: http://www.dash.iwh.on.ca/.

3.2.2 Die Lebensereignisskala

Damit Andrea Riewe eine bessere Vorstellung der Lebensbedingungen und des Umfelds von Silvia Schumachers bekommt, nutzt sie die Lebensereignisskala als Assessment-instrument (LE-Skala, vgl. Kollak 2004, 2017). Sie fragt zuerst nach Geburtsdatum, Eltern, Geschwistern, Ausbildung und Beruf, Heirat, Geburt des Sohnes usw. und notiert sie auf einem Zeitstrahl. Über diese Basisdaten zur Person kommt Andrea Riewe ins Gespräch und erhält erste wichtige Informationen. Vertiefen kann sie das Gespräch, indem sie einen Lebens-abschnitt hervorhebt und detaillierter auf die soziale Lage und die Gesundheitssituation in diesem Zeitabschnitt eingeht.

Sie entscheidet sich dafür, die Klientin nach ihren eigenen Einschätzungen zu bestimmten Lebensabschnitten sowie den dazugehörigen Gefühlen zu befragen. Ihr erscheint Silvia Schumacher verzagt. Gleichzeitig macht sie aber nicht den Eindruck einer schwachen Person. Andrea Riewe möchte mithilfe der LE-Skala herausfinden, zu welchen anderen Zeiten und bei welchen anderen Situationen Silvia Schumacher sich stark gefühlt hat. Auf diese Weise hofft sie, bei Silvia Schumacher erneut Energie wecken zu können, die diese aktuell dringend gebrauchen kann.

Sie bittet Silvia Schumacher in einem nächsten Schritt, die bisherige Lebenszeit gefühlsmäßig einzuschätzen. Dazu nennt sie Lebensabschnitte, wie z. B. Kindheit, Schulzeit, Pubertät und fragt Silvia Schumacher, welche Erinnerung sie an diese Zeit hat und welche Gefühle sie bei ihrer Erinnerung an diese Lebens-abschnitte wahrnimmt. Die Antworten Silvia Schumachers notiert sie unterhalb des Zeitstrahls. Abb. 3.3 zeigt die Lebens-ereignisskala, die dabei zustande kommt.

Die LE-Skala macht deutlich, wie viel Energie Silvia Schumacher mobilisieren kann, wenn sie sich zu etwas ent-schlossen hat (s. Neuanfang mit 24 Jahren). Für den Ver-lauf ihrer Therapie ist es sicher förderlich, wenn sie an ihre positiven Gefühle während ihres Neuanfangs anknüpfen kann. Die Energie, die sie zu dieser Zeit aufbrachte, benötigt sie heute wieder. Eine Erinnerung an die geglückte Wendung in ihrem Leben und an ihre damals sinnvoll aufgebrachte Kraft erleichtern es ihr, erneut diese Reserven zu mobilisieren und sich selbst-bestimmter zu fühlen.

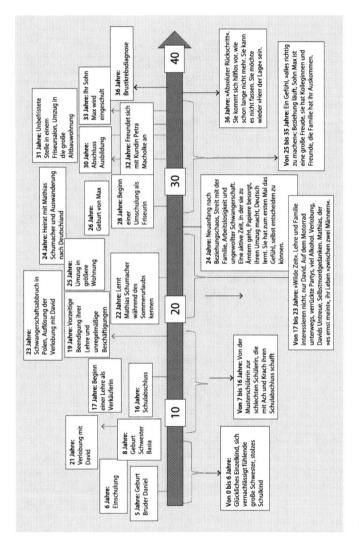

Abb. 3.3 Lebensereignisskala (LE-Skala) Silvia Schumachers

> ▶ **Praxistipp** Die Lebensereignisskala (LE-Skala) als
> Assessmentinstrument ist sehr gut geeignet, um bei-
> spielsweise Entwicklungen, wiederkehrende Ereig-
> nisse, Gefühle oder Muster deutlich zu machen.
> Die LE-Skala hat mindestens 2 Seiten. Zum Beispiel
> können oberhalb des Zeitstrahls alle Daten des
> Arbeitslebens eingegeben werden. Darunter können
> alle Daten gesetzt werden, die als wichtig im Privat-
> leben angesehen werden. Auf diese Weise ließen sich
> bestimmte gegenseitige Einflüsse deutlich machen.

Im obigen Beispiel wurden die Daten aus Silvia Schumachers
Lebenslauf oberhalb des Zeitstrahls eingetragen.

Bei unserem anderen Fallbeispiel, Alexander Kaminski, setzt
die Case Managerin den Tagesablauf vor dem Sturz dem Tagesablauf nach dem Sturz gegenüber und sieht sehr genau, wo der
aktuelle Hilfebedarf liegt (s. LE-Skala Alexander Kaminski,
Abschn. 9.1).

3.2.3 Sprache und Sprechsituationen

Silvia Schumacher sagt zu ihrer Mutter am Telefon: „Mama, hier
ist alles in Ordnung. Ich werde gut versorgt. Mathias ist ein lieber
Mann und kümmert sich um alles. Und Max ist schon groß. Er hat
seine Freunde und ist viel unterwegs. Mach Dir keine Sorgen."

Im Gespräch mit ihrer Freundin Petra äußert sie: „Diese
Chemotherapie bringt mich um. Mathias sagt, dass er sich um
alles kümmert. Doch er ist nicht da, wenn ich nach der Chemo
nach Hause komme und das Essen nicht kochen kann."

Offensichtlich spricht Silvia Schumacher über ihre Chemotherapie und ihre Gefühle ganz unterschiedlich, je nachdem, mit
wem sie spricht. Leicht lassen sich weitere Situationen vorstellen,
wie z. B. im Gespräch mit der Psychologin: „‚Wir müssen uns
wegen Max zusammenreißen', sagt mein Mann ständig zu mir.
Aber ich habe Angst. Was heißt denn das: ‚zusammenreißen'? Ich
bin doch todkrank." Oder beim Elternsprechtag an der Schule:
„Max macht wegen meiner Krankheit eine schlimme Zeit durch.

Aber die Chemotherapie ist bald vorbei. Dann normalisiert sich unser Leben wieder." Oder zur behandelnden Ärztin: „Nein, ich möchte die Chemotherapie nicht aussetzen. Später wird es auch nicht besser sein. Ich will da lieber jetzt durch."

Wirklichkeit entsteht im sozialen Kontext (Familie, Schule, Krankenhaus usw.), im Dialog (mit professionellen Helfern, mit Freunden, mit Familienmitgliedern usw.). Das ist vielleicht etwas verunsichernd, weil es dann mehrere Wirklichkeiten und Wahrheiten gibt und mehrere „Silvia Schumachers", die da sprechen. Ebenso ließe sich aber fragen, was passieren würde, wenn alle nur eine Perspektive einnehmen würden? Was wäre, wenn beispielsweise alle Beteiligten davon ausgehen würden, dass Silvia Schumacher bald stirbt oder dass sie langsam verrückt wird oder dass sie eine Rabenmutter ist. Die Wirklichkeit wäre nicht klarer, der Handlungsspielraum würde aber bedeutend enger.

Viele Perspektiven können eine Situation besser beschreiben und mehr Lösungswege aufzeigen, als nur eine Perspektive das tun kann. Über eine Situation unterschiedlich sprechen zu können, z. B. beruhigend gegenüber der besorgten Mutter, vertraulich mit der Freundin, offen mit der Psychologin, fürsorglich gegenüber der Lehrerin und nüchtern mit der behandelnden Ärztin, ist eine Fähigkeit, die Silvia Schumacher besitzt und die zeigt, dass sie orientiert ist und Energie hat.

Es lässt sich natürlich auch sagen, dass sie in den genannten Situationen nur auf ihr jeweiliges Gegenüber reagiert und sich so verhält, wie es von ihr erwartet wird. Das führt zur Frage nach der Ungleichheit der Beziehungen. Welchen Spielraum hat Silvia Schumacher gegenüber ihrer Ärztin, der Lehrerin ihres Sohnes, ihrer Mutter? Es gibt Patientenrechte, den Bildungsauftrag der Schule, das Sorgerecht von Eltern usw. Das deutet den hier angenommenen sozialen Rahmen an, der durch Gesetze und Ordnungen, durch Forschungsergebnisse und medizinische Leitlinien oder Versicherungen und finanzielle Risikoabdeckung usw. bestimmt wird. Hierbei geht es um die Frage nach der sozialen Ordnung (Abschn. 2.3.3).

Die Frage nach den Handlungsmöglichkeiten Silvia Schumachers gegenüber ihrer Ärztin, der Lehrerin ihres Sohnes, ihrer Mutter lässt sich darüber hinaus auch auf einer individuellen Ebene stellen. Wenn Silvia Schumacher verzagt und leise ist, bekommt sie ein anderes Gehör, als wenn sie klar und fordernd auftritt. Sie kann sich z. B. Handlungsspielräume schaffen, indem sie die Erwartungen an sie (liebe Tochter, nette Patientin, freundliche Mutter usw.) unterläuft. Das gelingt ihr z. B. mit Humor: „Eins ist sicher: Bei mir bleibt alles anders." Oder in Umkehr der Situation: „Würdest Du mir das auch sagen, wenn ich gesund wäre?" Oder in der Suche nach Möglichkeiten: „Ich frage mich, wie mein Leben aussehen soll, wenn dieser Spuk vorbei ist."

Diese Möglichkeiten erkennen und ausnutzen zu können, erfordert Kenntnis von den unterschiedlichen Institutionen (Schule, Krankenhaus, Familie) und die entsprechenden Fähigkeiten, mit ihnen umzugehen. Auch hier wird erneut deutlich, welche Bedeutung der soziale Status, das persönliche Auftreten, die Wortwahl usw. besitzen.

3.2.4 Diversität und Versorgung

Versorgungssituationen unterliegen vielen Einflüssen. Sie lassen sich als individuell, sozial, psychisch, politisch usw. kategorisieren. Um sich diese Einflüsse besser vorstellen zu können, hilft es, einige der genannten Kategorien auszudifferenzieren. Hierzu eine Übersicht:

- Alter
- Geschlecht und sexuelle Orientierung
- Familienstand mit Einbindung in Familie, Freundeskreis und Nachbarschaft
- Regionale Herkunft mit ethnischer, religiöser/nichtreligiöser und sprachlicher Zugehörigkeit
- Sozialer Status mit Herkunft, Beruf und Bildung
- Erkrankung mit Art und Schwere, körperliche und geistige Ressourcen
- Umfang der sozialen und privaten Absicherung im Krankheits- oder Pflegefall

Im Gefüge dieser vielschichtigen sozialen und individuellen Bedingungen findet auch die Kommunikation zwischen der Case Managerin Andrea Riewe und der Ratsuchenden Silvia Schumacher statt. Je nachdem, wie beide die Situation beschreiben, welche Perspektiven sie einnehmen und in welchem Umfang sie diese reflektieren können, ist es ihnen möglich, sinnvolle Schlüsse zu ziehen, an die sich nützliche Handlungen anschließen.

Als professionelle Beraterin muss sich Andrea Riewe fragen, welche Vorlieben und Vorurteile sie besitzt. Kann Sie sowohl im Fall von Silvia Schumacher als auch von Alexander Kaminski gleich gut beraten? Welchen Einfluss haben Alter, Geschlecht und Wohnsituation, aber auch Unterschiede in der Weltanschauung (Politikverständnis, Religion usw.) sowie sprachliche Fähigkeiten (Gespräch mit Kindern, mit Menschen nach Schlaganfall und Aphasie oder mit Menschen, die nicht muttersprachlich deutsch sprechen usw.) auf ihre Arbeit mit Klient*innen. Es ist hilfreich, die eigenen Grenzen zu erkennen und die eigenen Fähigkeiten zu entwickeln. Arbeitstechniken wie die kollegiale Beratung (Abschn. 3.4.3) oder Instrumente wie die LE-Skala bieten einen Teil der dazu notwendigen Unterstützung.

Eine gute Weiterbildung ist daran zu erkennen, dass sie im Rahmen dieser Vorgaben ein Diversity Management anbietet. Denn professionelle Helfer neigen dazu, vorschnell Ziele, Maßnahmen und Hilfen zu formulieren, ohne sich ausreichend mit der Situation und den Wünschen und Stärken der Patient*innen und des Umfelds auseinandergesetzt zu haben.

Teilnehmende von Weiterbildungen sollen befähigt werden, soziale, geschlechtliche, alters- und bildungsbedingte sowie kulturelle Unterschiede wahrzunehmen und sie kognitiv und emotional zu verarbeiten. Denn erst dadurch kann eine interaktive Beratung gelingen, die weder „anders" noch „gleich" macht.

Jemanden als „anders" zu beschreiben, heißt, diese Person abzuwerten. Dies geschieht auf der Grundlage eigener oder im sozialen Umfeld vorherrschender Werte. Eine Zuschreibung als „anders" ist respektlos und übergriffig. Im Rahmen des Care und Case Managements verhindert eine solche Bewertung das Verständnis für eine konkrete Situation und drängt die zu beratenden Person in eine Versorgung, die weder von ihr gewünscht wird noch zu ihr passt.

Ebenso können Gesundheits- und Versorgungsprobleme fälschlicherweise als kulturelle Probleme betrachtet werden

(Kulturation). Alters-, Bildungs-, Einkommensunterschiede, Vorlieben, Einstellungen usw. unter „kulturelle Unterschiede" zusammenzufassen, erschwert es, Ursachen für (Problem-) Situationen zu erkennen und passende Hilfen anzubieten.

Unterschiede zwischen den Menschen zu leugnen und soziale Unterschiede, politische, religiöse oder nichtreligiöse Zugehörigkeiten, persönliche Vorlieben, sexuelle Orientierungen usw. als nicht so wichtig abzutun (Akulturalisation, Assimilation), ist ignorant und wird dem Gegenüber nicht gerecht. Diese Haltung unterwirft alle Klient*innen/Patient*innen den eigenen Ansichten. Doch Menschen sind unterschiedlich. Sie bewegen sich in Nachbarschaften, Gemeinschaften, Vereinen und Szenen unter ihresgleichen usw. und werden dadurch beeinflusst. Sie haben familiäre Verpflichtungen, unterliegen einem bestimmten Verhaltenskodex, haben sich einem bestimmten Lebensstil verpflichtet usw. Das erklärt z. B. auch Vorlieben für oder Vorurteile gegen bestimmte Therapien, Medikamente, Berufsgruppen, Einrichtungen der Gesundheitsversorgung usw.

Fachliche und soziale Kompetenzen können durch Wissen über soziale, geschlechtliche, alters- und bildungsbedingte sowie kulturelle Hintergründe erlangt werden sowie durch eine Auseinandersetzung mit den eigenen Wahrnehmungs-, Interpretations- und Verhaltensmustern (Kollak 2012, Schlagwort: Migration).

Dabei ist zu bedenken, dass Case Manager*innen häufig dem Wunsch unterliegen, ihre Patient*innen umfassend verstehen zu wollen. Eine solche Vorstellung von Kommunikation birgt aber die Gefahr der Vereinnahmung, indem dem Gegenüber per se ein Anderssein unterstellt oder jede Art des Andersseins untersagt wird. Ein völliges Verstehen-Wollen läuft letztlich auf eine Entkleidung und Bemächtigung des Gegenübers hinaus. Dagegen besteht ein professioneller Standpunkt auf einer Begegnung jenseits von Vereinnahmung und Ausgrenzung. Im Case Management – wie in Beratung und Therapie – ist eine Haltung notwendig, die den Anderen und sich selbst im eigenen Sein akzeptiert und eine Form des Zusammenwirkens schafft, die ein gegenseitiges Kennenlernen ebenso wie ein Sich-fremd-Bleiben einschließt und die Reflexionsfähigkeit fördert (Kollak 2012, Schlagwort: Kultur).

▶ **Praxistipp** Literatur zum Vertiefen:

- Kollak I (2017) Schreib's auf! Besser dokumentieren in Gesundheitsberufen. 2., aktualisierte und erweiterte Auflage. Speziell Kap. 5: Die Welt der Wörter, Erklärungen und Zusammenhänge, die Macht der Sprache und mit Wörtern Möglichkeiten schaffen. Springer, Berlin (S. 56–64)
- Kollak I, Schmidt S (2012) Interkulturelle Ansätze in Berliner und Brandenburger Pflegestützpunkten? „Amtssprache ist immer noch Deutsch!". mondial. Journal für interkulturelle Perspektiven, 18(2), S. 14–17, ISSN 1867-0253

3.2.5 Darstellung der Ressourcen mit einem Mindmap

Ein Mindmap als Assessmentinstrument ist hilfreich, um Ressourcen von Silvia Schuhmacher zu erfassen. Es wird direkt im Gespräch erstellt, gibt einen guten Überblick über ihre vorhandenen Eigenschaften und Stärken und kann beliebig ergänzt werden.

Wer ein Mindmap elektronisch erstellen möchte, findet im Internet zahlreiche Versionen, die kostenlos heruntergeladen werden können. Sie sind häufig sehr einfach in der Bedienung.

Sehen wir uns an, mithilfe welcher Fragen Ressourcen sichtbar gemacht werden können. Hier bauen wir auf die Lebensereigniskala auf. Wir fragen:

- Wie hat sie bisher schwierige Situationen gemeistert?
- Was hat ihr Kraft gegeben?
- Wer hat sie unterstützt, wenn es mal nicht so gut lief?

Die im Gespräch erhobenen Daten werden von Andrea Riewe in einem Mindmap aufgeschrieben (Abb. 3.4). Sie notiert 4 Stränge von Ressourcen:

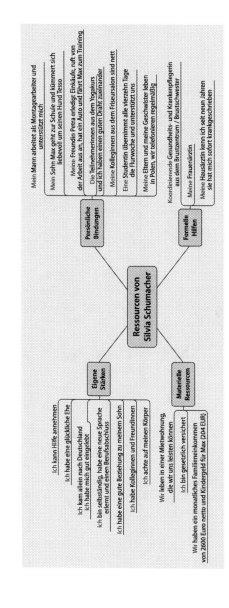

Abb. 3.4 Mindmap zu Ressourcen von Silvia Schumacher

- Eigene Stärken von Silvia Schumacher,
- materielle Ressourcen,
- persönliche Bindungen zu anderen Personen und
- formelle Hilfen.

3.2.6   Bestehende Kontakte ermitteln: Netzwerkkarte

Sehen wir uns im nächsten Schritt an, welche Kontakte Silvia Schumacher hat. Wir nutzen dazu ein Instrument, mit dem sich die Kontakte visualisieren lassen (Abb. 3.5). So behalten wir einen guten Überblick über Personen und Organisationen, die bereits vorhanden sind.

Mit der Netzwerkkarte werden Ansprechpersonen erfragt, mit denen Silvia Schumacher bereits in Kontakt ist. Es geht allerdings nicht nur darum, Personen und Organisationen aufzuzeigen, sondern auch darum, die Intensität der Beziehungen untereinander darzustellen. Besteht eine sehr enge Bindung zu Personen, können wir sie für die Planung (3. Phase im Case Management) als Unterstützer berücksichtigen. Ist eine Beziehung einseitig oder schwach, kann mit Silvia Schumacher überlegt werden, ob es sich lohnt, diese Beziehung zu stärken, um weitere Unterstützer*innen zu gewinnen.

3.2.7   Sorgen und Wünsche, die bearbeitet werden sollen

Machen wir im Assessment weiter und sehen uns die Sorgen und Wünsche von Silvia Schumacher an. Wir wollen herausfinden, was mit welcher Priorität durch Case Management bearbeitet werden soll.

Da Silvia Schumacher mit ihrem Mann Mathias und ihrem gemeinsamen Sohn Max lebt und darüber hinaus eine gute

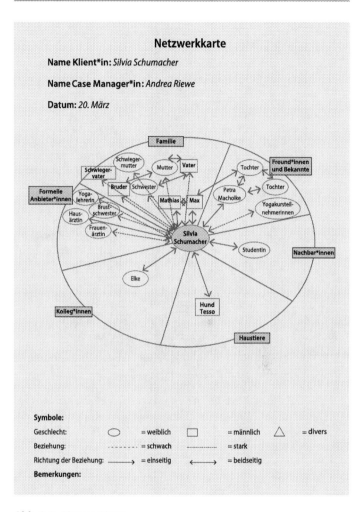

Abb. 3.5 Netzwerkkarte

Beziehung zu ihrer Freundin Petra besitzt, werden auch deren Einschätzungen zur Lage erfragt. Ebenso werden in unserem Fallbeispiel die Auskünfte der Brustschwester mit einbezogen.

Person	Äußerungen aus den Gesprächen mit Andrea Riewe
Silvia Schumacher	Mir geht es wirklich schlecht. Ich kenne mich selbst nicht wieder. Normalerweise mache ich Haushalt und Arbeit mit links. Jetzt fällt mir alles schwer und ich schimpfe herum, wenn Tesso Dreck macht. Dabei ist er ein wirklich guter Kumpel für Max. Wenn ich an Max denke, kommen mir die Tränen. Ich bin doch keine richtige Mutter für ihn. Wie soll ich für ihn da sein, wenn ich selbst völlig schlapp bin und mich hundeelend fühle. Wo soll das noch alles enden? Mein Mann macht sich Sorgen wegen seiner Arbeitszeiten. Aber ich weiß doch, dass er lieber mehr bei uns wäre; und es wäre ja auch schön, wenn er etwas mehr Zeit hätte. Jetzt verliere ich auch noch meine Haare. Ich weiß, dass sie nachwachsen, aber ich schäme mich, so herumlaufen zu müssen. Meine Kolleginnen sagen, dass sie mir eine tolle Perücke aussuchen helfen. Nachts schlafe ich oft nicht, weil die Gürtelrose furchtbar juckt. Nach so einer Nacht stehe ich völlig fertig auf und sehe nur noch schwarz. Dann sind mir auch alle Termine schnuppe
Mathias Schumacher	Ich möchte gerne stark sein und für meine Familie sorgen, aber mir ist das noch nie so schwer gefallen wie heute. Meinen Job finde ich okay, ich mache ihn gerne, er ist ganz gut bezahlt. Aber im Augenblick passt Montagearbeit überhaupt nicht. Ich fühle mich ganz furchtbar, Silvia und Max allein lassen zu müssen. Ich weiß doch, dass sie mich brauchen. Wenn meine Frau stirbt, weiß ich wirklich nicht weiter. Ihre Eltern machen mir Vorwürfe, dass ich nicht richtig für ihre Tochter da bin. Das macht alles noch schlimmer. Was soll ich denn machen?
Max Schumacher	Ich will, dass alles wieder wie vorher ist. Meine Mama ist prima, wir kommen gut aus, aber ich weiß nicht, was ich machen soll, wenn sie sich im Badezimmer einschließt. Es ist auch schlimm, wenn sie gar nicht aufstehen will. In der Schule bin ich überhaupt nicht mehr gerne, weil meine Lehrer ständig an mir herumnörgeln. Manche erkundigen sich auch nach meiner Mama. Aber was soll ich denn sagen? Weil ich ein dreckiges T-Shirt anhatte, haben mich meine Mitschüler Stinkmax genannt

Person	Äußerungen aus den Gesprächen mit Andrea Riewe
Freundin Petra	Ich bin Silvias beste Freundin. Wir kennen uns aus dem Friseurladen; dort bin ich Kundin. Ich weiß doch, wie das ist, wenn man ein Kind hat. Silvia hat wenigstens einen Mann. Ich war lange allein mit den Kindern. Das war schwer. Jetzt habe ich einen wirklich netten Mann kennengelernt. Max weint manchmal in der Schule, haben mir meine Töchter berichtet
Brustschwester aus dem Brustzentrum	Frau Schumacher hat wirklich sehr starke Nebenwirkungen von der Chemotherapie. Sie wirkt depressiv auf mich, dabei muss sie noch weitere Behandlungen über sich ergehen lassen. Ich bekomme Stress mit unseren Radiologen, weil Frau Schumacher oft zu spät und manchmal sogar gar nicht kommt

3.2.8   Subjektive Lebensbereiche, die ein gutes Leben ausmachen

Sehen wir uns die Lebensbereiche an, die für Silvia Schumacher Lebensqualität ausmachen und wie zufrieden sie auf diesen Gebieten aktuell ist. Auf diese Weise erhalten wir weitere Hinweise, woran gearbeitet werden sollte. Ist Frau Schumacher mit einem Lebensbereich (sehr) zufrieden, muss nichts verändert werden. Im Gegenteil. Wir können mit ihr gemeinsam überlegen, wie sie darin unterstützt werden kann, damit das so bleibt.

Ist sie (sehr) unzufrieden und hat dieser Lebensbereich für ihre Lebensqualität eine hohe Bedeutung, haben wir Informationen darüber, was in der Ziel- und Hilfeplanung berücksichtigt werden muss, um die Situation für sie erträglicher zu machen.

Vorgehen in 3 Schritten

Silvia Schumacher erhält ein Formblatt mit einer Tabelle. Die Tabelle hat 3 Spalten, jeweils zu Lebensbereich, Zufriedenheit und Wichtigkeit. Die Zeilen zu Lebensbereichen sind leer. Die Zeilen der Zufriedenheit und Wichtigkeit sind mit Schul-

noten von 1–6 versehen. Wir richten uns bei dem Vorgehen an
Holzhausen (2009; Holzhausen et al. 2010), vertiefen aber nicht
dessen statistische Auswertung.

1. Schritt Im Gespräch wird Silvia Schumacher gebeten,
Lebensbereiche zu nennen, die für sie ein gutes Leben ausmachen. Es kann hilfreich sein, ihr Beispiele zu nennen, um zu
verdeutlichen worum es geht. Beispiele könnten sein:

- Kontakt zur Familie,
- Freunde treffen,
- am Leben teilhaben.

Die Lebensbereiche, die Frau Schumacher nennt, werden in
kurzen Stichworten in die Tabelle eingetragen (Abb. 3.6). Wir
nutzen die Formulierungen von Frau Schumacher. Nennt sie
längere Sätze, kann mit ihr gemeinsam ein Vorschlag zum
Kürzen überlegt werden.

2. Schritt In einem 2. Schritt geht es darum, die momentane
Zufriedenheit mit den genannten Lebensbereichen zu erfragen.
Die Lebensbereiche werden durch die Case Managerin Andrea
Riewe noch einmal vorgelesen. Frau Schumacher wird gebeten,
einzuschätzen, wie zufrieden oder unzufrieden sie mit ihrer
Situation ist. Dazu nutzt sie Schulnoten von 1–6. Ist sie mit einem

Lebensbereich	Zufriedenheit						Wichtigkeit					
Meine Gesundheit	1	2	3	4	5	6	1	2	3	4	5	6
Mein Sohn Max	1	2	3	4	5	6	1	2	3	4	5	6
Mein Mann Mathias	1	2	3	4	5	6	1	2	3	4	5	6
Ich will mich als Frau fühlen	1	2	3	4	5	6	1	2	3	4	5	6
Eine sichere Zukunft	1	2	3	4	5	6	1	2	3	4	5	6
Ich arbeite gerne	1	2	3	4	5	6	1	2	3	4	5	6

Abb. 3.6 Frau Schumachers Tabelle zur Lebensqualität

Lebensbereich	Zufriedenheit						Wichtigkeit					
Meine Gesundheit	1	2	3	4	5	6	1	2	3	4	5	6
Mein Sohn Max	1	2	3	4	5	6	1	2	3	4	5	6
Mein Mann Mathias	1	2	3	4	5	6	1	2	3	4	5	6
Ich will mich als Frau fühlen	1	2	3	4	5	6	1	2	3	4	5	6
Eine sichere Zukunft	1	2	3	4	5	6	1	2	3	4	5	6
Ich arbeite gerne	1	2	3	4	5	6	1	2	3	4	5	6

Abb. 3.7 Einschätzung der momentanen Zufriedenheit

Lebensbereich sehr zufrieden, vergibt sie die Note 1, eine 2 meint zufrieden, eine 3 eher zufrieden, eine 4 eher unzufrieden, eine 5 unzufrieden. Die Note 6 gibt es, wenn sie sehr unzufrieden ist. Um die Nennungen zu visualisieren, werden die Zahlen am Ende mit einem farbigen Stift miteinander verbunden (Abb. 3.7).

3. Schritt Die Lebensbereiche werden noch einmal vorgelesen. Jetzt geht es um eine Aussage zu deren Wichtigkeit. Auch hier verwenden wir Schulnoten von 1–6, wobei eine 1 vergeben wird, wenn dieser Lebensbereich das Allerwichtigste ist. Eine 2 meint wichtig, eine 3 eher wichtig, die Note 4 eher unwichtig, 5 nicht wichtig. Eine 6 meint, dass er völlig unwichtig ist. Die Zahlen werden am Ende für eine bessere Veranschaulichung miteinander verbunden (Abb. 3.8).

Lebensbereich	Zufriedenheit						Wichtigkeit					
Meine Gesundheit	1	2	3	4	5	6	1	2	3	4	5	6
Mein Sohn Max	1	2	3	4	5	6	1	2	3	4	5	6
Mein Mann Mathias	1	2	3	4	5	6	1	2	3	4	5	6
Ich will mich als Frau fühlen	1	2	3	4	5	6	1	2	3	4	5	6
Eine sichere Zukunft	1	2	3	4	5	6	1	2	3	4	5	6
Ich arbeite gerne	1	2	3	4	5	6	1	2	3	4	5	6

Abb. 3.8 Einschätzung der Wichtigkeit der Lebensbereiche

▸ **Praxistipp** Es lohnt sich ein Blick auf den Fragebogen zur Lebensqualität multimorbider älterer
Menschen (FLQM). Aus den genannten Lebensbereichen wird am Ende ein Gesamtscore gebildet,
der einen Wert für die empfundene Lebensqualität zwischen 1 (ungünstig) und 6 (günstig) aus-
drückt (Holzhausen 2009). Wird das Messinstrument
im Assessment und in der Evaluation (5. Phase im
Case Management) eingesetzt, kann abgebildet
werden, ob es in der subjektiven Einschätzung des
Klienten eine Verbesserung gibt. Das Instrument
kann eine wertvolle Unterstützung für das Qualitäts-
management sein, weil sich Erfolge der Arbeit im
Case Management abbilden lassen.

3.2.9   Blick in die Schweiz

Wir zeigen Ihnen ein Beispiel für Assessmentinstrumente, die
von Spitex und Kompass genutzt werden.

Spitex
Spitex in Kriens (Kanton Luzern) hat von der Gemeinde den
Auftrag bekommen, Case Management anzubieten. Ziel von
Case Management ist die Sicherstellung einer häuslichen Pflege
und Versorgung der Klienten. Im Assessment werden Daten des
Minimum Data Set genutzt, um die physische und psychische
Situation des Klienten einschätzen zu können.

Programm Kompass
Das Programm Kompass in Zürich nutzt im Assessment den
HoNOS-Interviewleitfragen (Health of Nation Outcome
Scales). Der Leitfaden umfasst unterschiedliche Dimensionen
zu den aktuellen Lebenssituationen der Klient*in und zu deren
Stimmung. Fragen daraus sind z. B.:

- „Gab es in den letzten Tagen irgendwelche körperliche Erkrankungen oder Behinderungen? Falls ja, können Sie mir diese näher beschreiben?"
- „Wie war in den letzten 7 Tagen Ihre Stimmung, Ihr Befinden?"
- „Wie sah es in den letzten 7 Tagen mit sozialen Kontakten aus? Gab es irgendwelche Probleme?"
- „Gab es in den letzten 7 Tagen Probleme im täglichen Leben, in der Alltagsbewältigung?"

> **Praxistipp** Weitere Informationen zum HoNOS-Interviewleitfaden:
>
> Andreas S, Harfst T, Rabung S, Mestel R, Schauenburg H, Hausberg M, Kawski S, Koch U, Schulz H (2010) The validity of the German version of the Health of the Nation Outcome Scales (HoNOS-D): a clinician-rating for the differential assessment of the severity of mental disorders. Int J Methods Psychiatr Res 19(1):50–62. https://doi.org/10.1002/mpr.305
>
> Frauenfelder F (2006) Deutsche Version des Assessmentinstruments Health of the Nation Outcome Scales (HoNOS-D). Pflegewissenschaft 8. https://doi.org/10.3936/645

3.2.10 Blick nach Österreich

Der Verein Schädel-Hirn-Trauma-Lobby in Wels verwendet zur Situationseinschätzung seiner Klienten das Instrument FIM (Functional Independece Measure) mit Zusatzkriterien des FAM (Functional Assessment Measure). Sie umfassen Items zu Selbstversorgung, Kontinenz, Transfer, Fortbewegung, Kommunikation und zu sozialen Aspekten.

3.2.11 Zusammenfassung

Im Assessment werden Informationen mithilfe von Instrumenten und Methoden erhoben, die einen Überblick zur Lage der Klient*innen ermöglichen. Die Informationen bilden die Grundlage für die Ziel- und Hilfeplanung (3. Schritt im Case-Management-Prozess).

Klient*innen sollen weder vernachlässigt noch überversorgt werden. Um das richtige Maß und die richtige Form der Versorgung zu finden, müssen Ressourcen und soziale Einbindungen sichtbar gemacht sowie Anliegen und Sorgen der Klient*innen erfragt werden.

Es hat sich bewährt, dafür Instrumente zu nutzen, die eine Visualisierung der Ergebnisse zulassen, weil sie

- einfach zu handhaben sind,
- Ergebnisse sichtbar machen,
- einen schnellen Überblick geben,
- in Gesprächen fortlaufend ergänzt werden können und
- schwer lesbare Texte ersetzen.

Im Assessment werden nur die Informationen erhoben, die für die Bearbeitung wichtig sind. Es geht nicht darum, alles über Klient*innen, ihre Familie und ihre Freunde zu erfahren. Vielmehr soll das Assessment einen Überblick über die Situation der Klient*in und deren Umstände geben.

Die Informationen erhalten wir im Assessment durch

- Gespräche mit den Klient*innen,
- Austausch mit der Familie, mit Freund*innen, Nachbar*innen und weiteren Unterstützer*innen,
- unterschiedliche Dokumente der Klient*in, wie z. B. Arztberichte und Gutachten,
- Aufzeichnungen der Klient*in, wie z. B. Tagebuch (Abschn. 3.4.2),
- Fallbesprechungen,
- pflegerische, therapeutische und medizinische Assessmentinstrumente,

- Mindmaps zur Erfassung von Ressourcen,
- Netzwerkkarte zur Darstellung von bestehenden Kontakten und deren Intensität,
- Beobachtungen.

In der Phase des Assessments findet ein erstes längeres Gespräch zwischen Klient*in und Case Manager*in statt. Das „Eis zu brechen" funktioniert, wenn sich die Case Manager*in vorstellt, das Anliegen des Assessments und des weiteren Vorgehens verdeutlicht und klar macht, was Case Management leisten kann (und was nicht). Die Klient*in als wichtigste Informationsquelle in eigener Sache zu betrachten. Ebenso vertrauensbildend ist, während des Gesprächs aktiv zuzuhören und die Klient*in dabei zu unterstützen, Wünsche und Hoffnungen zu formulieren (vgl. Carrilio 2007, S. 49). Das setzt eine offene Haltung der Case Manager*in voraus, die es ermöglicht, sich auf die Klient*innen und deren Lebensumstände einzulassen.

Es hat sich bewährt, im Assessment entweder

- Einzelgespräche zu führen oder
- beteiligte Personen zu einer Fallbesprechung einzuladen.

Einzelgespräche haben den Vorteil, dass sie offener gestaltet werden können und einen intensiveren Austausch zwischen Case Manager*in und Gesprächspartner*in zulassen. Nicht immer wollen wir uns äußern, wenn andere Personen dabei sind. Wir trauen uns nicht, Probleme und Sorgen anzusprechen, wenn andere (bekannte oder weniger bekannte) Personen anwesend sind. Hemmungen können bestehen, über die eigenen Schwierigkeiten, Probleme und Grenzen der eigenen Möglichkeiten zu sprechen.

Fallbesprechungen durchzuführen, kann hilfreich sein, wenn mehrere Personen ihre Sicht auf die Situation formulieren. Es hat den Vorteil, dass wir direkt aufeinander reagieren und nachfragen können.

In unserem Fallbeispiel haben wir durch die Lebensereignisskala einen Überblick darüber erhalten, welche wesentlichen Erlebnisse im Leben von Silvia Schumacher aufgetreten sind. Mithilfe einer Mindmap wissen wir, dass Frau Schumacher und ihr Umfeld voller Ressourcen stecken, die wir sichtbar gemacht haben. Das verdeutlicht den Ansatz einer ressourcen- und lösungsorientierten Arbeit im Case Management. In der Arbeit werden wir häufig mit Problembeschreibungen konfrontiert. Klienten und professionelle Akteure sprechen oft lieber darüber, was nicht funktioniert, was die Klient*in nicht kann und wo ihre Schwächen liegen. Eine solche Haltung führt aber nur schwer zu Lösungen. Klient*innen aufzuzeigen, wo trotz ihrer Probleme und Sorgen Ressourcen liegen und wie diese für die weitere Planung ihrer Hilfen genutzt werden können, ist Aufgabe des Case Managements.

3.2.12 Übungsaufgabe

▶ **Übungsaufgabe** Lesen Sie das folgende Fallbeispiel Alexander Kaminski und erfahren Sie weitere Informationen zum Verlauf. Zeichnen Sie einen Zeitstrahl von 0–24 Uhr und tragen Sie mithilfe der Aussagen von Vater und Sohn alle Informationen übersichtlich ein.

Alexander Kaminski war die meiste Zeit seines Arbeitslebens selbstständig tätig. Ihm gehörte gemeinsam mit seiner Frau ein Einrichtungsgeschäft. Er ist darum privat versichert. Sein Sohn hat in den Unterlagen seines Vaters die 0800er-Telefonnummer von COMPASS gefunden. Hier erfährt er, dass er richtig verbunden ist und sein Vater als privat kranken- und pflegeversicherte Person in seiner Häuslichkeit eine kostenlose Pflegeberatung nach § 7a SGB XI bekommt. Er hat gleich für den nächsten Morgen einen Termin vereinbart.

Wie verabredet kommt die Pflegeberaterin Else Kirchweih am nächsten Tag um 10 Uhr zu Herrn Kaminski in die Wohnung. Im ersten Gespräch schildern ihr Alexander und Peter die Situation.

Alexander Kaminski sagt: „Wissen Sie, ich war immer sehr selbstständig. Meine Frau hat mir das Kochen beigebracht, wir haben uns immer gegenseitig geholfen beim Einkauf, Abwasch und Aufräumen. Jetzt fällt mir das alles schwer. Selbst um meine beiden Katzen kann ich mich im Augenblick nicht kümmern. Bis vor meinem Sturz war das alles kein Problem. Mein Tag hat da immer mit Luzie angefangen. Die ist ganz schön verfressen und maunzt schon gleich in der Früh um 6 Uhr. Die und Moritz habe ich immer als erstes versorgt. Und weil ich schon einmal auf war, habe ich auch gleich die Blumen gegossen. Nach dem Füttern und Blumengießen habe ich mir dann immer die Zeitung aus dem Briefkasten geholt und mich wieder in mein warmes Bett gelegt. Sehr schön. Was soll man denn so früh auf den Beinen! Das habe ich doch mein Leben lang genug gemacht. Ich bin meistens erst um 8 Uhr herum aufgestanden. Ich lese gerne alles in Ruhe. Früher musste ich ja immer mit Anzug und Krawatte um diese Zeit los in unseren Laden. Das waren auch schöne Zeiten, wenn meine Irene und ich zu unserem Laden gelaufen sind. Immer gut gekleidet und höflich. Das ist wichtig für so ein Geschäft. Na ja, das ist alles vorbei. Jetzt ist die Bequemlichkeit wichtiger. Ich ziehe mich nämlich vor dem Frühstück nicht gerne an. Da habe ich keine Lust zu. Stattdessen habe ich den Morgenmantel, den ich von Peter bekommen habe, angezogen. Der ist leicht und trotzdem warm. Dann habe ich mir mein Frühstück gemacht. Ich bin ja Diabetiker, da muss ich an meine Tabletten denken. Dann habe ich abgewaschen und mein Schlafzimmer aufgeräumt. Bis um 10 Uhr war ich dann fertig, um einkaufen zu gehen. Ich kaufe immer nur wenig, damit ich jeden Tag los kann und was zu tun habe. Die kennen mich da schon. Das Personal wechselt mal, aber die meisten bleiben. Hier in unserer kleinen Stadt gibt es ja auch nicht so viele Arbeitsmöglichkeiten. Dann bin ich immer zu Andreas gegangen. Er ist Grieche, aber schon seit 30 Jahren in Deutschland. Er ist ein kluger Mann, hat hier studiert. Der hätte mal richtig was werden können. Aber er ist auch lustig, da passt so ein Laden gut. Ich rede gerne mit ihm, und meistens hat er auch gute Laune und ein wenig Zeit für mich. Er legt immer die neuen Zeitschriften für mich raus. Lotto und Toto spiele ich da auch. Ja und dann war es ruckzuck auch schon Mittagszeit. Wenn Andreas in Ouzo-Laune ist, musste ich aufpassen, dass ich gegen 12 Uhr zu Hause war. Meine Tabletten, Sie wissen ja. Bei mir gibt es die schnelle Küche. Spiegelei, Spinat und Kartoffeln oder Bratwurst und ein Brötchen. Ich kann auch gut Quarkspeisen machen. Das ist dann ein prima Nachtisch. Sonst esse ich Eis zum Nachtisch. Wenn wieder klar Schiff war, habe ich ein Nickerchen gemacht. Ich habe ja meist bequeme Sachen an, da kann ich mich in meinen Wohnzimmersessel setzen und ein bisschen dösen. Im Sommer liege ich auch gerne im Liegestuhl auf dem Balkon. Moritz und Luzie lieben die Zeit. Die sind dann bei mir, lassen sich streicheln, und dann dösen wir zusammen weg. Ich trinke ja lieber Tee als Kaffee. Mein Nachmittagstee ist ein echtes Ereignis. Peter besorgt immer sehr guten Tee. Den bringt der Junge mit, wenn er mich besucht. Da ist immer was von im Haus. Und Kekse. Tee ohne Kekse ist natürlich nix. Aber Tee und Kekse, das ist richtig gut. Ich esse immer Diätkekse. Na ja, es gibt bessere. Aber die Diätkekse sind zum Glück schon etwas besser geworden. Wenn nichts weiter los ist, dann habe ich ein Kreuzworträtsel oder ein Sudoku gemacht. Das hat mir Andreas beigebracht. Ich mag Buchstaben lieber, aber Zahlen sind auch in Ordnung. Meine Nachbarin kommt manchmal vorbei. Sie war mit Peter in einer Klasse. Jetzt hat sie so einen komischen Mann. Über den beschwert sie sich manchmal bei mir. Ich sage ihr immer: Steffi, den würde ich vor die Tür setzen. Meine Frau und ich kamen immer prima aus. Klar gab es mal Streit, aber am Ende war immer alles gut. Neuerdings hat Herr Fügner öfters angerufen. Er und seine Frau waren Kunden bei uns. Immer mal wieder. Jetzt ist er in Rente. Ich glaube, der weiß noch nichts mit seiner Zeit anzufangen. Mir ist das recht. Da können wir schön am Telefon reden. Mein Schulfreund Heiz-Wilhelm ruft auch manchmal an. In der Schule haben wir uns nie richtig gemocht. Aber jetzt verstehen wir uns prima. Er ist erst 84. Wenn ich mal etwas länger telefoniere oder mit meinem Kreuzworträtsel beschäftigt bin, dann werde ich spätestens um 18 Uhr angemaunzt. Luzie. So sind die Frauen. Sie brauchen Aufmerksamkeit. Moritz ist da pflegeleichter, aber er ist ein bisschen dumm. Na ja, auch die Katzen sind ganz unterschiedlich. Bis 20 Uhr hatte ich dann alles wieder aufgeräumt und konnte mir die Tagesschau ansehen. Nach der Wetterkarte höre ich, was es sonst noch alles im Fernsehen gibt. Das meiste ist ja Quatsch. Manchmal bleibe ich aber hängen und sehe noch einmal rein. Aber es lohnt ganz selten. Da lege ich mich lieber ins Bett und lese, mach ein Rätsel, spreche mit den Katzen. Ja und dann schlafe ich. Ich konnte immer gut schlafen. Das ist erst jetzt nicht mehr so gut. Da tun mir die Knochen so weh, dass ich nachts wach werde. Da könnte ich mich schwarz ärgern. Nachts rumliegen und Schmerzen haben, das ist das Letzte. Trotzdem möchte ich hier nicht weg. Und Luzie und Moritz brauchen mich. Das ist doch ganz klar."

Peter Kaminski sagt: „Mein Vater ist ein sehr kommunikativer Mensch. Bisher konnte er fast alles selbst machen. Elisabetha hat ihm aber geholfen. Sie kommt jeden Mittwoch und macht gründlich sauber, bringt schwere Sachen vom Einkauf mit und kocht ein bisschen vor. Das ist aber auch schon alles. Jetzt sieht es aber im Augenblick nicht so gut aus. Mein Vater wird nachts wach und hat Schmerzen. Er kann nicht aufstehen. Ich füttere die Katzen, mache Frühstück und gehe um 8 Uhr in sein Zimmer. Dann liegt er schon wach herum. Ich fahre ihn mit dem Rollstuhl zum Küchentisch. Da frühstücken wir zusammen. Den Rollstuhl hatte er im Keller verwahrt. Den hatte meine Mutter in ihren letzten Lebensjahren benutzt. Ich habe ihn sauber gemacht und repariert. Der geht wieder. Dann helfe ich ihm im Bad. Dann ist er wirklich erschöpft und muss ins Bett. Da liest er die Zeitung, die ich aus dem Briefkasten hole. Ich räume dann auf und schreibe Mails. Mein Geschäft braucht mich ja auch. Im Augenblick macht mein Kollege alles vor Ort. Das geht aber nur kurz so. Dann gibt es Mittagessen. Ich kann ein bisschen kochen und mache die Sachen warm, die Elisabetha vorgekocht hat. Sie kommt jetzt 2-mal in der Woche. Sie hat aber mehr Zeit, sagt sie. Ich muss an die Tabletten denken. Er bekommt seine Zucker-tabletten und was gegen den hohen Blutdruck. Wenn er nach dem Essen im Bett ist, räume ich wieder auf und skype mit meinem Kollegen. Das muss ja alles weiterlaufen. Unser Geschäft ist ja noch nicht alt. Wir habe Startkapital bekommen. Das muss alles erst anlaufen. Und dann so was. Aber ich will mich nicht beklagen. Mein Vater war so lange selbstständig. Dann darf ich seine Teezeit und die Kekse nicht vergessen. Sonst wird er echt sauer. Sein einziger Spaß, sagt er. Er telefoniert im Bett, die Nachbarin war schon zu Besuch. Ich habe ihn auch mal mit meinem Kollegen skypen lassen. So was findet mein Vater gut. Dann um 18 Uhr Abendessen. Katzen füttern. Danach sehen wir zusammen Nachrichten und Wetter. Mein Vater muss sich dann wieder hinlegen. Ich gehe mit ihm ins Bad, dann ist er wirklich sehr erschöpft. Die Katzen schlafen bei ihm. Das wollte er früher nicht. Jetzt scheint es ihn zu trösten.

Wir müssen eine schnelle Lösung finden, denn ich muss sehr bald wieder in meine Firma. Und obendrein: Der Hausbesitzer dieser Wohnung würde es gerne sehen, wenn mein Vater ins Heim käme. Dann könnte er das Haus sanieren und neu vermieten. Das finde ich unglaublich. So geht man doch nicht mit alten Menschen um."

In 20 min hat die Pflegeberaterin Else Kirchweih eine große Menge an Informationen erhalten. Manche sind sehr wichtig, manche weniger. Damit sie alles Wichtige sofort notieren und sich schnell einen Eindruck vom Tagesablauf vor und nach dem Krankenhausaufenthalt verschaffen kann, hat sie eine Lebensereignisskala aufgemalt. Auf einem Zeitstrahl von 0–24 Uhr trägt sie ein, was Herr Kaminski bis vor seinem Sturz und Krankenhausaufenthalt getan hat und was er heute macht.

3.3   Ziel- und Hilfeplanung für unser Fallbeispiel

Der Ziel- und Hilfeplan entsteht auf Grundlage der erhobenen Daten aus dem Assessment und ist der 3. Schritt im Case-Management-Prozess.

Wir wissen aus dem Assessment bereits, welche Anliegen und Sorgen von Silvia Schumacher in welcher Priorität bearbeitet und was für Lebensbereiche angesprochen werden sollen. Ihre bestehenden Ressourcen und Netzwerkpartner*innen, die für die Planung berücksichtigen werden, sind bekannt (Abschn. 3.3.1).

Andrea Riewe hat für die Ziel- und Hilfeplanung alle wichtigen Informationen aus dem Assessment zusammengefasst (Abb. 3.9 und Abb. 3.10). Sie hat dafür gemeinsam mit Silvia Schumacher eine Lebensereignisskala und ein Mindmap erstellt, um den Überblick zu behalten. Im Gespräch mit Silvia Schumacher werden Dimensionen erarbeitet, woran sie arbeiten wollen. Die Aussagen von Silvia und Mathias Schumacher, Sohn Max, Freundin Petra und der Gesundheits- und Krankenpflegerin (Brustschwester) des Brustzentrums werden nach Themen zusammengestellt.

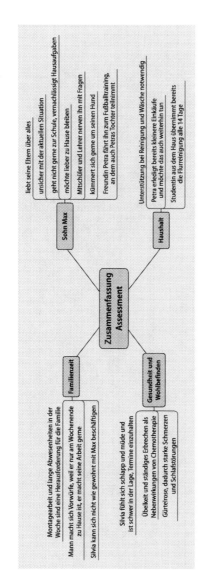

Abb. 3.9 Zusammenfassung Assessment

Ziel- und Hilfeplan

Klient*in: Silvia Schumacher

Case Manager*in: Andrea Riewe (Notfallrufnummer: 0456/56 56 00-34)

Datum der Erstellung : 6. April

Zusammenfassung der Hauptziele, die erreicht werden sollen:

1. Ich möchte, dass es mir innerhalb der nächsten statt Monate wieder besser geht als heute, d.h., dass ich mich beweglicher und fitter fühle und möglichst keine Schmerzen mehr habe.

2. Mein Sohn Max soll sich bald besser mit der Situation zurecht finden, wieder lieber zur Schule gehen und seine Hausaufgaben machen. Seine Noten sollen besser sein als im Zwischenzeugnis, damit seine Versetzung nicht gefährdet ist.

3. Wir fühlen uns in unserer Wohnung wieder wohl, weil es aufgeräumt und sauber ist.

4. Wir haben in naher Zukunft mehr gemeinsame Zeit in unserer Familie.

Hauptziele	Handlungsziele (nach SMART-Kriterien formuliert)	Verantwortlich für die Durchführung	Wer für Kosten aufkommt	Bemerkungen
1. Körperliches und seelisches Wohlbefinden verbessern	Für die weitere Behandlung liegen bis 15. April Therapie- und Untersuchungstermine mit dem Brustzentrum vor (gesamtes 2. Quartal).	Brustschwester	Krankenkasse	Termine immer von 12–14 Uhr. Silvia hat dadurch morgens Zeit für sich und kann den Tag langsam angehen. Sohn Max ist noch in der Schule.
	Um Nebenwirkungen besser in den Griff zu bekommen, wird bis 7. April mit dem Radiologen und der Hausärztin telefoniert.	Silvia Schumacher gemeinsam mit Andrea Riewe	Krankenkasse	Hausärztin hat täglich telefonische Sprechzeiten von 13–14Uhr
	Hausärztin hat bis 9. April einen Hausbesuch gemacht, um Schmerzen und Schlafstörungen zu	Anruf durch Andrea Riewe, Hausbesuch durch Hausärztin	Krankenkasse	Termin in der Zeit zwischen 12 und 14 Uhr

Abb. 3.10 Ziel- und Hilfeplan für Silvia Schumacher

	lindern.			
	Bis 8. April wird eine Ernährungsberaterin kontaktiert. Bis zum 22. April steht ein individueller Ernährungsplan gegen Gewichtsverlust. Ernährungsbroschüre der Deutschen Krebshilfe zusenden.	Anruf und Broschüre durch Andrea Riewe, Ernährungsberaterin	Krankenkasse	Ernährungsberaterin über Brustzentrum kontaktieren. Termin für Hausbesuch mit Silvia Schumacher abstimmen. Freundin Petra weiß, worauf sie beim Einkauf achten muss.
	Bis 15. April Kauf einer Perücke, um das Körperbild zu verbessern.	Silvia Schumacher, Arbeitskollegin Elke	Kostenübernahme mit Krankenkasse klären (Andrea Riewe)	Arbeitskollegin Elke unterstützt Kauf und Pflege der Perücke.
	Bis 15. April Kontakt zu einer Psychologin, wegen depressiver Störungen. Mit ihr liegen bis 30. April Behandlungstermine für das 2. Quartal vor.	Erstkontakt: Silvia Schumacher gemeinsam mit Andrea Riewe. Behandlung: Psychologin	Krankenkasse	Silvia Schumacher möchte unbedingt eine weibliche Person, zu der sie in die Praxis geht. Silvia fragt Freundin aus dem Yogakurs, ob diese sie zu Terminen mit der Psychologin fahren kann.
	Eine bessere Beweglichkeit von Silvia Schumacher ist durch die Teilnahme am Yoga-Kurs des Brustzentrums erreicht.	Silvia Schumacher, Yogalehrerin des Brustzentrums	Yogakurs bis Juli kostenlos, anschließend kostet er 8 €/Stunde. Die Kosten werden von Silvia Schumacher übernommen.	Yogakurs ist 2-mal in der Woche nachmittags.
2. Sohn Max unterstützen	Mit einer Kinder-psychologin gibt es bis 15. April Termine für Max	Kontakt über die Hausärztin, Erstkontakt Max und sein Vater, Behandlung durch Psychologin	Krankenkasse	Termine direkt nach der Schule ab 15 Uhr (montags und donnerstags ist Fußballtraining). Erstkontakt an einem Freitagnachmittag.

Abb. 3.10 (Fortsetzung)

				damit Mathias ihn begleiten soll.
	Zur Unterstützung in der Schule ist für Max bis 20. April eine Hausaufgabenhilfe 2-mal pro Woche organisiert.	Mathias Schumacher, Schulsozialarbeiterin von Max Schule, ggf. Studentin aus dem Haus	Kostenloses Angebot der Schule	Mathias spricht mit Schulsozialarbeiterin der Schule von Max. Studentin aus dem Haus ggf. fragen.
	Der Klassenlehrer ist bis zum 30. April über die Lage der Familie Schumacher informiert.	Mathias Schumacher	-	Mathias hatte bereits vor 4 Monaten ein Telefonat und wird daran anknüpfen.
3. Sich zu Hause wohlfühlen	Ab dem 18. April Haushaltshilfe einmal pro Woche für: Reinigung der Wohnung und Wäschepflege.	Andrea Riewe	Kostenübernahme klären mit Sozialhilfeträger (Andrea Riewe)	
4. Mehr Zeit mit Mann und Sohn schaffen	Bis 18. April hat Mathias mit seinem Arbeitgeber ein Gespräch, um für seine Arbeit ab Mai auf 75% und 4 Tage in der Woche zu reduzieren.	Mathias Schumacher	-	Reduzierung der Arbeitszeit wird befristet bis Ende des Jahres.
	Die Montagearbeit ab Mai so ändern, dass Mathias in der Nähe seines Wohnortes arbeiten kann und freitags zu Hause ist.	Mathias Schumacher, Arbeitgeber, Betriebsrat	-	Gespräch mit Arbeitgeber und Betriebsrat (Mathias Schumacher)

Datum zur Überprüfung der Planung: 30. April

Ich habe die Ziel- und Hilfeplanung verstanden und bin damit einverstanden.

Unterschriften

- Klient*in: *Silvia Schumacher*
- Case Manager*in: *Andrea Riewe*

- Weitere Unterstützer*innen:

    Mathias Schumacher (Ehemann)

    Veronika Teichmann (Mitarbeiterin der Krankenkasse)

    Frauke Fischer (Brustschwester)

Abb. 3.10   (Fortsetzung)

3.3.1 Professionelle und informelle Hilfen

Aktuelle Pflegestatistiken des Statistischen Bundesamtes machen deutlich, dass Pflege und Unterstützung – und hier vor allem in der häuslichen Pflege – durch Angehörige, Freund*innen und Nachbar*innen erbracht wird. Diese große soziale Ressource braucht Anerkennung und muss professionell unterstützt werden. Das Ziel einer gewünschten und notwendigen Versorgung wird erhöht, wenn sie aus der Zusammenarbeit professioneller und informeller Hilfen besteht. Das Care und Case Management leistet eine zentrale Unterstützung, wenn es Angebote zugänglich macht und alle Hilfen mit dem gleichen Respekt koordiniert.

Ziele formulieren
Eine gute Formulierung von Handlungszielen ermöglichen die SMART-Kriterien.

SMART-Regeln zur Formulierung von Zielen	
Spezifisch	Ist das Ziel klar und konkret formuliert?
Messbar	Wer hat was, wann, wie oft, wie viel zu tun?
Akzeptabel	Sind alle Beteiligten motiviert, das Ziel zu erreichen?
Realistisch	Ist das Ziel zu erreichen?
Terminiert	Bis zu welchem Datum soll was erreicht sein?

▶ **Praxistipp** Achten Sie bei der Formulierung von Handlungszielen darauf, ein realistisches Datum anzugeben, bis wann das Ziel erreicht werden soll. Wir kennen aus unserer Erfahrung häufig Beispiele für weniger gut formulierte Ziele, wie z. B. „Innerhalb der nächsten 3 Wochen ist ein Pflegegrad beantragt". Eine Wochenangabe ist ungenau, weil leicht der Überblick verloren geht, wann die 3 Wochen um sind. Das Handlungsziel lässt sich einfacher überprüfen, wenn es heißt „Bis zum 15.5. ist ein Pflegegrad beantragt".

Der Ziel- und Hilfeplan ist eine schriftliche Vereinbarung zwischen Silvia Schumacher, ihrer Case Managerin Andrea Riewe und allen Personen, die am Prozess beteiligt sind. Er wird von allen Beteiligten unterschrieben, weil dadurch

- Zustimmung zur Planung gegeben ist und
- Verbindlichkeit geschaffen wird über die Verteilung der Aufgaben.

3.3.2   Blick nach Österreich

Die Schädel-Hirn-Trauma-Lobby e. V. in Wels erarbeitet mit ihren Klient*innen und Beteiligten einen „individuellen Zukunftsplan". Die Zielformulierungen werden den ICF-Kategorien (International Classification of Functioning, Disability and Health) zugeordnet. Weitere Informationen zu ICF im Internet unter http://www.who.int/classifications/icf/en/.

3.3.3   Zusammenfassung

In der Ziel- und Hilfeplanung geht es darum, die Ressourcen und Stärken der Klient*innen in der Planung zu nutzen. Um die richtige Versorgung im notwendigen Umfang planen zu können, sollen Ressourcen und soziale Einbindungen der Klient*innen sichtbar gemacht werden. Netzwerke der Klient*innen und Case Manager*innen kommen zum Einsatz. Sie helfen bei der Formulierung der Pflegeziele.

Informationen für die Ziel- und Hilfeplanung wurden im Assessment zusammengetragen. Eine gute Planung sollte folgende Fragen beantworten (DGCC 2020):

- Was sind langfristige und kurzfristige Ziele, die von einer Klient*in erreicht werden wollen?
- Welche Maßnahmen müssen organisiert werden, um die Ziele zu erreichen?
- Wer führt die Maßnahmen durch und ist wofür verantwortlich?

- Wer ist für die Organisation und Kontrolle der Maßnahmen verantwortlich?
- Wie ist die zeitliche Planung für die Umsetzung und Durchführung der Maßnahmen?
- Welche Kosten entstehen und welche Leistungsträger sind beteiligt?

In der Literatur finden wir zahlreiche Fachausdrücke zu Zielen. Genannt werden Visionen, Grobziele, Wirkungsziele, Bereichsziele, Fern- und Nahziele, Handlungsziele und Ziele mittlerer Reichweite.

Wir bearbeiten in unserem Fall 1) Hauptziele und 2) Handlungsziele, weil wir weitere Unterteilungen nicht für sinnvoll und praktikabler halten.

Hauptziele verstehen wir als den „größten Wunsch" einer Klient*in. Es geht darum, was langfristig durch die Unterstützung von Case Management erreicht werden soll.

Handlungsziele dienen der konkreten Umsetzung und zeigen, welche einzelnen Schritte zu tun sind, um die Hauptziele zu erreichen.

Die Ziele sollten positiv formuliert werden und ausdrücken, was die Klient*in erreichen möchte.

Beispiele für positiv formulierte Ziele

Statt:	Besser:
Silvia Schumacher möchte nicht, dass es ihr schlechter geht	Silvia Schumacher möchte beweglicher werden, damit es ihr besser geht
Max Schumacher soll in der Schule keine schlechten Noten mehr bekommen	Max Schumacher verbessert seine Leistungen in der Schule und wird versetzt
Alexander Kaminski möchte nicht in ein Pflegeheim ziehen	Alexander Kaminski möchte in seiner Wohnung bleiben
Alexander Kaminski hat keinen niedrigen Blutzuckerspiegel mehr	Alexander Kaminski hat stabile Blutzuckerwerte

3.3.4 Übungsaufgabe

Mithilfe des Assessmentinstruments LE-Skala (Abschn. 3.2.2) kann Else Kirchweih sehen, welche Hilfe notwendig ist und wer diese Hilfe erbringen kann. Sie möchte aber sicher gehen, dass sie alles richtig verstanden und richtig bewertet hat. Sie formuliert darum gemeinsam mit Alexander und Peter Kaminski das zentrale Ziel. Danach sprechen sie die Handlungsziele durch.

▶ **Übungsaufgabe** Sehen Sie sich die Lebensereignisskala an (Abschn. 3.2.2). Eventuell müssen Sie auch noch einmal auf die Aussagen der beiden Männer zurückgreifen. Dann formulieren Sie ein zentrales und mindestens 5 Handlungsziele. Nutzen Sie bei der Formulierung der 5 Handlungsziele die SMART-Formel (s. oben), um alles möglichst präzise zu fassen und nachprüfbar zu machen.

3.4 Umsetzung und Monitoring für unser Fallbeispiel

Die geplanten Maßnahmen aus der Ziel- und Hilfeplanung werden in der 4. Phase des Case-Management-Prozesses umgesetzt. Hier geht es darum,

- Silvia Schumacher die Hilfen zukommen zu lassen, die sie sich wünscht und die für sie hilfreich und zugänglich sind,
- zu überprüfen, ob die ausgeführten Hilfeleistungen tatsächlich für sie geeignet sind, ihre geplanten Ziele zu erreichen und
- ein Vorgehen darüber abzustimmen, wer die Hilfen wie und in welchem Zeitraum überprüft.

Im Assessment hatten Silvia Schumacher und die Case Managerin Andrea Riewe über Frau Schumachers Bedürfnisse sowie Ressourcen und Beziehungen gesprochen. Mithilfe der Netzwerkkarte hatten sie sich Silvia Schumachers Umfeld und die darin bestehenden Beziehungen und Kontakte verdeutlicht. Im Rahmen der Umsetzung und des Monitorings der Versorgung sprechen sie nun darüber, welche Hilfeleistungen noch fehlen oder schwach sind und wie die dafür notwendigen Kontakte und Beziehungen ausgebaut werden sollen. Dabei reflektieren sie auch, wie Beziehungen und Kontakte, die gut funktionieren und hilfreich sind, gepflegt werden können.

Bei der erneuten Ansicht der Netzwerkkarte sprechen sie über die bereits vertrauten und die neu hinzukommenden Personen. Hier ist die Übersicht, die Andrea Riewe im Gespräch mit Silvia Schumacher anfertigt:

Personen aus dem Netzwerk von Frau Schumacher

Personen, die bereits bekannt sind und weitere Hilfen übernehmen	Personen, die neu dazu kommen
• Brustschwester: Guter Kontakt, sie kennt auch die Hausärztin gut • Hausärztin: Kennt Silvia Schumacher seit vielen Jahren, zu ihr hat sie Vertrauen und weiß ihren Rat zu schätzen • Arbeitskollegin Elke: Mit ihr kommt sie gut klar, Silvia Schumacher möchte gerne mehr Zeit mit ihr verbringen • Yogalehrerin: Versteht sich gut mit ihr, hat sie immer motiviert, regelmäßig zu den Yogastunden zu kommen • Studentin aus dem Haus: Gutes Verhältnis, ist bereits eine große Unterstützung	• Ernährungsberaterin • Psychologin für Silvia und Mathias Schumacher und Sohn Max • Sozialarbeiterin von Max Schule ist namentlich zwar bekannt, ein Gespräch hatte aber noch nicht stattgefunden • Haushaltshilfe • Arbeitgeber und Betriebsrat von Mathias Schumacher sollen eingebunden werden

Silvia Schumachers Ziel- und Hilfeplanung wird durch Maßnahmen des Monitorings ergänzt. Die Formulierung eines zentralen Ziels und der dazugehörigen Handlungsziele erlaubt es, Hilfen als nützlich und wirkungsvoll zur Zielerreichung einzuschätzen.

Frau Schumacher bespricht mit ihrer Case Managerin, woran zu erkennen ist, ob und in welchem Umfang die geleisteten Versorgungsleistungen förderlich sind (Tab. 3.3).

Tab. 3.3 Ergänzung der Ziel- und Hilfeplanung durch das Monitoring

Hauptziele	Handlungsziele (nach SMART-Kriterien formuliert)	Verantwortlich für die Durchführung	Monitoring
1. Körperliches und seelisches Wohlbefinden verbessern	Für die weitere Behandlung liegen bis 15. April Therapie- und Untersuchungstermine mit dem Brustzentrum vor (gesamtes 2. Quartal)	Brustschwester	• Die Brustschwester schickt Silvia Schumacher eine E-Mail mit den Terminen für das 2. Quartal • Silvia Schumacher und Andrea Riewe verabreden sich für die nächsten 4 Wochen zum Skypen: immer montags um 11 Uhr • Sie besprechen, ob Therapie- und Untersuchungstermine passen und eingehalten werden konnten. Sollte ein Termin einmal nicht eingehalten werden können, weil es Silvia Schumacher nicht schafft, wird die Brustschwester telefonisch informiert • Der Rhythmus der Skype-Termine kann nach 4 Wochen verändert werden
	Um Nebenwirkungen besser in den Griff zu bekommen, wird bis 7. April mit dem Radiologen und der Hausärztin telefoniert	Silvia Schumacher gemeinsam mit Andrea Riewe	• Silvia Schumacher und Andrea Riewe telefonieren gemeinsam mit dem Radiologen und der Hausärztin • Die wöchentlichen Skype-Termine nutzen sie, um zu schauen, ob die Nebenwirkungen für Silvia Schumacher erträglicher geworden sind. Falls nicht, werden der Radiologe und die Hausärztin telefonisch informiert

(Fortsetzung)

Tab. 3.3 (Fortsetzung)

Hauptziele	Handlungsziele (nach SMART-Kriterien formuliert)	Verantwortlich für die Durchführung	Monitoring
	Hausärztin hat bis 9. April einen Hausbesuch gemacht, um Schmerzen und Schlafstörungen zu lindern	Anruf durch Andrea Riewe, Hausbesuch durch Hausärztin	• Silvia Schumacher meldet der Hausärztin bis 22. April, ob Schmerzen und Schlafstörungen weniger geworden sind (tägliche telefonische Sprechzeiten von 13–14 Uhr) Für die Messung der Schmerzintensität nutzt sie eine Schmerzskala. Ihr Schlaf-Wach-Verhalten (Dauer, Uhrzeit, subjektiver Eindruck) notiert sie 14 Tage in einem Schlaftagebuch
	Bis 8. April wird eine Ernährungsberaterin kontaktiert. Bis 22. April steht ein individueller Ernährungsplan gegen Gewichtsverlust Bis 8. April Ernährungsbroschüre der Deutschen Krebshilfe zusenden	Anruf durch Andrea Riewe, Ernährungsberaterin	• Silvia Schumacher und Andrea Riewe treffen sich am 22. April, um den Ernährungsplan anzusehen. Die Broschüre der Deutschen Krebshilfe liegt vor. An dem Treffen nimmt Freundin Petra teil, weil sie die Einkäufe macht • Mit der Ernährungsberaterin erhält eine Rückmeldung zum Plan (sie ist telefonisch von 9–11 Uhr erreichbar) • Die Ernährungsberaterin macht am 30. April einen weiteren Hausbesuch, um zu sehen, ob Silvia Schumacher mit dem Ernährungsplan zurechtkommt • Silvia Schumacher notiert ihre Gewichtsmessungen und teilt sie der Ernährungsberaterin mit

(Fortsetzung)

Tab. 3.3 (Fortsetzung)

Hauptziele	Handlungsziele (nach SMART-Kriterien formuliert)	Verantwortlich für die Durchführung	Monitoring
	Bis 15. April Kauf einer Perücke, um das Körperbild zu verbessern	Silvia Schumacher, Arbeitskollegin Elke	• Sobald eine Bewilligung und Höhe der Kostenübernahme durch die Krankenkasse vorliegt, informiert Andrea Riewe Frau Schumacher • Silvia Schumacher und Kollegin Elke verabreden sich zum Perückenkauf
	Bis 15. April Kontakt zu einer Psychologin, wegen depressiver Störungen. Mit ihr liegen bis 30. April Behandlungstermine für das 2. Quartal vor	Erstkontakt: Silvia Schumacher gemeinsam mit Andrea Riewe, Behandlung: Psychologin	• Bei den Skype-Terminen montags zwischen Silvia Schumacher und Andrea Riewe besprechen sie, ob die Termine im 2. Quartal geklappt haben • Kann Silvia Schumacher einen Termin nicht wahrnehmen, informiert sie die Psychologin telefonisch oder per SMS • Silvia Schumacher, Andrea Riewe und die Psychologin sprechen gemeinsam per Skype zum Stand der Behandlung. Die Termine sind: 15.5., 11 Uhr; 13.6., 14 Uhr; 16.7., 14 Uhr; 18.8., 13 Uhr
	Eine bessere Beweglichkeit von Silvia Schumacher ist durch die Teilnahme am Yogakurs des Brustzentrums erreicht	Silvia Schumacher, Yogalehrerin des Brustzentrums	• Silvia Schumacher kennt die Termine des Yogakurses • Ob sich die Beweglichkeit verbessert, lässt sich durch den DASH-Fragebogen (Abschn. 3.2.1) abbilden, den Silvia Schumachers Hausärztin verwendet

(Fortsetzung)

Tab. 3.3 (Fortsetzung)

Hauptziele	Handlungsziele (nach SMART-Kriterien formuliert)	Verantwortlich für die Durchführung	Monitoring
2. Sohn Max unterstützen	Mit einer Kinderpsychologin gibt es bis 15. April Termine für Max	Erstkontakt Mathias Schumacher, Behandlung durch Psychologin	• Die Videokonferenzen über Skype zwischen Silvia Schumacher, Andrea Riewe und der Psychologin werden genutzt, um die Situation zu Max zu besprechen
	Zur Unterstützung in der Schule ist für Max bis 20. April eine Hausaufgabenhilfe 2-mal pro Woche organisiert	Mathias Schumacher, Schulsozialarbeiterin von Max Schule, ggf. Studentin aus dem Haus	• Mathias Schumacher informiert Andrea Riewe telefonisch über das Gespräch mit der Schulsozialarbeiterin • Andrea Riewe fragt bei Familie Schumacher nach, ob die Hausaufgabenhilfe klappt
	Der Klassenlehrer ist bis zum 30. April über die Lage der Familie Schumacher informiert	Mathias Schumacher	• Mathias meldet sich bei Andrea Riewe nach dem Gespräch mit dem Klassenlehrer von Max • Andrea Riewe spricht mit Max, ob es ihm besser in der Schule gefällt

(Fortsetzung)

Tab. 3.3 (Fortsetzung)

Hauptziele	Handlungsziele (nach SMART-Kriterien formuliert)	Verantwortlich für die Durchführung	Monitoring
3. Sich zu Hause wohlfühlen	Ab dem 18. April Haushaltshilfe 1-mal pro Woche für: Reinigung der Wohnung und Wäschepflege	Andrea Riewe	• Andrea Riewe kümmert sich um die Kostenübernahme einer Haushaltshilfe durch den Sozialhilfeträger und legt Widerspruch ein bei Ablehnung • Die Haushaltshilfe soll am 18. April beginnen • Hat die Haushaltshilfe gestartet, fragt Andrea Riewe bei Silvia und Mathias Schumacher nach, ob die Unterstützung ausreicht
4. Mehr Zeit mit Mann und Sohn schaffen	Bis 18. April hat Mathias mit seinem Arbeitgeber ein Gespräch, um für seine Arbeit ab Mai auf 75 % und 4 Tage in der Woche zu reduzieren	Mathias Schumacher	• Mathias Schumacher und Andrea Riewe besprechen am 18. April, was nach dem Gespräch mit dem Arbeitgeber herausgekommen ist • Für Mai verabreden sie sich, um zu schauen, ob die Reduzierung der Arbeitszeit die Zeit für die Familie erhöht hat. Silvia Schumacher ist auch dabei, um ihre Einschätzung zu geben
	Die Montagearbeit ab Mai so ändern, dass Mathias in der Nähe seines Wohnortes arbeiten kann und freitags zu Hause ist	Mathias Schumacher, Arbeitgeber, Betriebsrat	

3.4.1   Arten des Monitoring

Für die Umsetzung der Planung ist eine gute Abstimmung aller Beteiligten notwendig. Es ist einfach, wenn dafür Wege gefunden werden, die einen schnellen Austausch ermöglichen.

Austausch über Computer
Silvia Schumacher hat einen Computer, auf dem sie das Programm Skype nutzt. Skype kennt sie bereits, weil sie es nutzt, um regelmäßig mit ihren Geschwistern in Polen zu sprechen. Sie findet es angenehmer als zu telefonieren, weil sie sich dabei sehen können. Außerdem muss sie nicht die ganze Zeit einen Telefonhörer in der Hand halten, was ihr ohnehin gerade schwer fällt.

Der Computer kann genutzt werden, um einen Austausch über E-Mails zu machen. E-Mails zu schreiben ist einfach, kostengünstig und geht schnell. Bei Bedarf können mehrere Personen, z. B. Silvia Schumacher, Andrea Riewe und die Psychologin eine Mail empfangen, wenn sie für alle relevant ist. E-Mails haben weiterhin den Vorteil, weil in Verläufen eine gute Dokumentation des Austausches möglich ist. An dieser Stelle sei allerdings noch einmal auf den Datenschutz hingewiesen (Abschn. 3.1.1).

▶ **Praxistipp** Literatur zum Vertiefen:

- Schmidt (2018), Schmidt und Kampmeier (2017)

Austausch über Mobiltelefon
Ein Mobiltelefon nutzt Silvia Schumacher täglich für einen Austausch mit Familie und Freunden. Sie ist es gewohnt, SMS zu schreiben, gerade wenn es schnell gehen soll.

SMS machen eine einfache Kommunikation möglich, sind in der Regel nicht teuer und können jederzeit verschickt werden. Mobiltelefone mit Spracherkennung machen sogar ein einfaches Einsprechen des Textes möglich.

Studie zur SMS-Nutzung bei Entgiftungspatienten
An der Universität Greifswald wurde eine Studie durchgeführt, in der an Patienten nach einer Entgiftung 2-mal in der
Woche eine SMS verschickt wurde. In der SMS wurde gefragt,
ob erneut Alkohol getrunken wurde und ob Hilfe erforderlich
ist. Die Studienteilnehmer sollten innerhalb von 24 h per SMS
darauf reagieren. Antwortete der Teilnehmer mit „B" (kein
Bedarf an Hilfe), erhielt er eine positive Rückmeldung wiederum
per SMS. Die Antwort „A" (Hilfe erforderlich) oder keine
Reaktion auf die SMS löste einen automatischen Hinweis bei
den behandelnden Therapeuten aus, was wiederum zu einer tele-
fonischen Kontaktaufnahme durch den Therapeuten führte. Die
bisherigen Ergebnisse sind positiv. Wer nachlesen möchte: vgl.
Lucht et al. (2011, 2014).

Aktualisierung der Netzwerkkarte
Silvia Schumacher sieht sich mit Andrea Riewe noch einmal die
Netzwerkkarte an, die sie im Assessment erarbeitet haben. Die
neuen Netzwerkpartner ergänzen sie in einer anderen Farbe. Es
hat den Vorteil, dass durch die Visualisierung ein guter Überblick
gegeben wird. Abb. 3.11 zeigt ihre aktuelle Fassung der Netzwerkkarte.

3.4.2 Das Patiententagebuch und elektronische Datensammlung im Care und Case Management

Ein Patiententagebuch oder Patientenjournal kann viele
Formen haben und in vielerlei Hinsicht hilfreich sein. Es ist
ein Instrument, das Krankenhäuser ihren Patient*innen nach
Entlassung anbieten und damit gezielt nach der Entwicklung
bestimmter Symptome fragen Diese Symptome werden auf-
gelistet und sind nach ihrem Schweregrad täglich von den
Patienten zu bewerten. Das erleichtert die Kommunikation über
die Behandlung und deren Wirkungen und Nebenwirkungen
und zeigt dem Patienten auf, ob alles gut verläuft, eine Situation
kritisch wird oder eine Kontaktaufnahme mit dem Krankenhaus

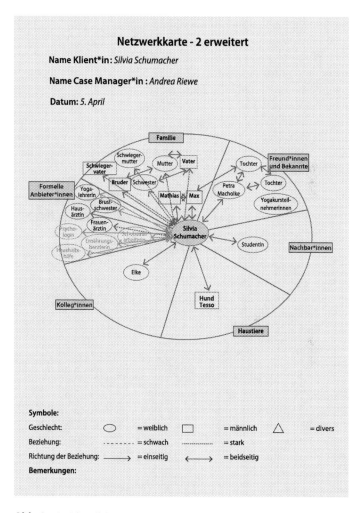

Abb. 3.11 Aktualisierte Netzwerkkarte. *Gestrichelte Linien:* neue Netzwerkpartner

notwendig ist (z. B. http://www.klinikum.uni-muenchen.de/patiententagebuch). Krankenkassen bieten im Internet kostenlos Tagebücher für Patient*innen mit bestimmten Erkrankungen

an. Solche Patient*innentagebücher bestehen oft nur aus einer
Seite. Darauf tragen die Patient*innen z. B. ihren Nahrungs-
plan ein sowie ihre Blutzucker- und Blutdruckwerte und die
injizierten Insulineinheiten (z. B. http://www.aok.de/assets/
media/bundesweit/dm2_hinweise-insulin.pdf). Patient*innen, die
unter Schmerzen leiden, können auf einer vorgegebenen Skala
Intensität, Auftreten und Dauer des Schmerzes sowie die körperlichen, psychischen und sozialen Beeinträchtigungen durch die
Schmerzen notieren (z. B. http://www.schmerzliga.de/download/
Schmerztagebuch.pdf).

▶ **Praxistipp** Für das Care und Case Management ist
ein Patient*innentagebuch oder Patient*innenjournal
auch hilfreich. Hierin kann z. B. festgehalten werden,
ob die abgesprochene Versorgung tatsächlich erfolgt
ist, wie zufrieden die Patient*in mit der Versorgung
war, welche Wirkungen sie hatte und welche Qualität. Nicht zuletzt können notwendige Veränderungen
deutlich werden. Dazu lassen sich Formate entwickeln (Abb. 3.12).

Darüber hinaus sind viele weitere Formen des Patient*innen-
tagebuchs denkbar. Ein solches Tagebuch oder Journal kann
in freier Form oder strukturiert geführt werden. Ein solches
strukturiertes Journal – es kann ein Heft oder eine elektronische
Datei sein – sollte mindestens 2 Spalten besitzen. Da können
z. B. auf der einen Seite die Tätigkeiten oder Aktivitäten aufgeführt und auf der anderen Seite die Gedanken und Gefühle
dazu aufgeschrieben werden. Es können aber auch die persönlichen Ziele und die erreichten Zwischenetappen in den
Spalten notiert werden. Denkbar ist, auf der einen Seite die
geplanten Interventionen aufzuführen und die Rückmeldung der
Wirkungen auf der anderen. Das sind einige Möglichkeiten und
Beispiele (mehr dazu in „Schreib's auf!", Kollak 2017).

Liebe Klientin und lieber Klient,

von ihnen wurden mit unterschiedlichen Dienst- und Servicestellen folgende
Versorgungsleistungen vereinbart:

Häufigkeit	Tätigkeit	Zuständigkeit
3x täglich	Körperpflege, Frühstück, Abendbrot und Medikamente, Lagerung	Pflegedienst Qualität + Adresse und Telefon
1x täglich	Mittagessen	Rollender Mittagstisch Adresse und Telefon
2x wöchentlich	Mobilisierung, Rollstuhltraining	Die Physios Adresse und Telefon
usw.		
Bei Nachfragen wenden Sie sich bitte an:		
Case Manager Fritz Kürthen Mobiltelefon: 0170 1324500		

Bitte tragen Sie in der folgenden Tabelle ein, wann diese Dienstleistungen erbracht wurden
und wie zufrieden Sie damit waren.

Wann	Was	Wer	Qualität	Zufriedenheit	Bemerkungen
Geplant: 7:30 h	Körperpflege, Medikamente, Frühstück, Toilettengang, Lagerung	Pflegedienst Qualität +, Doris, Petra, Jürgen	Sehr gut ↕ Sehr schlecht	Sehr gut ↕ Sehr schlecht	
Geplant: 12:00 h	Mittagessen	Rollender Mittagstisch	Sehr gut ↕ Sehr schlecht	Sehr gut ↕ Sehr schlecht	
Geplant: Dienstags 11 Uhr	Mobilisierung, Rollstuhltraining, usw.	Die Physios Ronald D.	Sehr gut ↕ Sehr schlecht	Sehr gut ↕ Sehr schlecht	Auf Wunsch vgl. Besuch des Bruders am Ende Tag verschoben.
usw.					

Diese Notizen sind hilfreich, um die Leistungen und ihre Wirkungen zu erfassen. Wir werden
uns dazu bei unseren abgesprochenen Terminen unterhalten. Sie können mich aber auch
zwischendurch anrufen, wenn Sie dringlich Probleme haben oder eine Änderung wünschen.
Vielen Dank.

Fritz Kürthen

Case Manager

Abb. 3.12 Beispiel für ein Patient*innentagebuch im Care und Case Management

Elektronische Datensammlung

Daten zur eigenen Fitness oder Laborwerte können auch über technische Geräte kontinuierlich gemessen und aufgezeichnet werden. Sie können ein Tagebuch ersetzen. Mittels der entsprechenden Software können die Daten von den Geräten auf Handys und PC übertragen werden. Allerdings müssen die Geräte regelmäßig aufgeladen und gewartet werden. Hier zwei aktuelle Beispiele solcher Geräte:

Fitness-Tracker Fitness-Tracker oder Activity-Tracker können zurückgelegte Distanzen, den Puls und die Herzfrequenz messen. Es gibt auch Geräte, die Höhenänderungen messen können und zurückgelegte Treppenstufen aufzeichnen. Auch das Schlafverhalten kann über Fitness-Tracker aufgezeichnet werden. Kleinere Datenmengen können für kurze Zeit im Tracker gesammelt werden. Tages- oder Langzeitprofile benötigen eine Datenübertragung. Die gängigste Version ist die Synchronisierung der Daten mit einer App auf ein Handy, möglich ist auch die Übertragung auf einen PC. Die Tracker müssen täglich aufgeladen werden.

Diabetes-Knopf Der Diabetes-Knopf besteht aus 2 Teilen. Eine unter der Haut des Oberarms liegende Kapsel mit einem Sensor und der darüber aufgeklebte, sichtbare Sender (engl. Transmitter). Der bei örtlicher Betäubung eingesetzte Sensor misst den Glukosewert im Blut. Der Sender übermittelt die Daten an ein Handy, das den Wert anzeigt. Aktuell können Sensoren bis zu 90 Tage genutzt werden, bevor sie ausgetauscht werden müssen. Der Sender muss jeden Tag abgenommen und geladen werden.

Praxistipp

Internationale Übersichtsarbeiten und Metaanalysen geben interessante Hinweise zu Wirkungen und Nutzen digitaler Angebote. Roboter und Co. zeigen positive Effekte hinsichtlich Einsamkeit und Isolation, weisen auf Auswirkungen bei Unruhe, Angstzuständen und auf eine verbesserte Lebensqualität hin (Pu et al. 2019), ermittelten eine breite Akzeptanz und Vertrautheit mit digitalen Angeboten (Papadopoulos et al. 2020) und trugen zu verbesserten kognitiven Leistungen bei älteren Menschen bei (Lee et al. 2022). Etwas ältere (dennoch erwähnenswerte) Studien belegen eine hohe Wirksamkeit des Einsatzes digitaler Medien innerhalb von Case-Management-Strukturen. Es zeigen sich beispielsweise positive Effekte hinsichtlich Kommunikation und Interaktion (Berner et al. 2015; Piper und Hollan 2013), Wohlbefinden (Currie et al. 2015), eine verbesserte Lebensqualität (González et al. 2015) sowie leichtere Zugänge bei Fragen informeller Akteur*innen. Ebenso lassen sich Einsamkeit und soziale Isolation durch digitale Videokonferenzprogramme reduzieren (Chen und Schulz 2016; Cotton et al. 2013; Hahi 2016).

Zurück zum Fall Silvia Schumacher
Silvia Schumacher möchte vor allem erreichen, dass

- sie sich innerhalb des nächsten halben Jahres körperlich und seelisch wieder besser fühlt,
- Max wieder entspannter und fröhlicher zu Hause ist und lieber zur Schule geht,
- ihr die schweren Hausarbeiten abgenommen werden und
- sie mehr Zeit mit Max und Mathias verbringen kann.

Können Ziele kurzfristig erreicht werden, wie z. B. die Kostenübernahme für eine Perücke liegt vor oder die Übernahme der schweren Hausarbeit ist bis zum ausgemachten Datum organisiert, dann tritt eine spürbare Erleichterung der Situation ein, und Maßnahmen können als zielführend und nützlich verbucht werden.

Ziele, die langfristig erreicht werden sollen (Hauptziele), wie z. B. die Verbesserung der körperlichen und seelischen Situation von Silvia Schumacher innerhalb eines halben Jahres, benötigen viele, kleine Schritte (Handlungsziele) und Ausdauer. Durch die einzelnen Hilfeleistungen, wie die Gespräche mit der Ärztin und der Psychologin, einer Ernährungsberatung und regelmäßigem Yoga wird dieses zentrale Ziel verfolgt (Abschn. 3.4.3). Durch einen regelmäßigen Austausch mit ihrer Case Managerin hat Silvia Schumacher eine Person an ihrer Seite, die sie, so gut es geht, dabei unterstützt, die Erfolge auf dem Weg zum Ziel wahrzunehmen und weiter auf dem Weg zu bleiben.

3.4.3 Kollegiale Beratung

Hinter dem Begriff kollegiale Beratung steckt ein definiertes methodisches Vorgehen. Dieses Vorgehen ist dazu gedacht, einen mit Kolleg*innen üblichen Austausch von Ideen und Sorgen nicht dem Zufall zu überlassen, sondern ihn durch ein geplantes Treffen und festgelegte Arbeitsweisen herbeizuführen.

Die kollegiale Beratung ist eine Form von Arbeitsgruppe, die wie Intervision, Selbsthilfegruppe und Falldiskussion ohne psychotherapeutische Leitung auskommt (im Gegensatz zur Supervision oder klassischer Balint-Gruppe). Bei der kollegialen Beratung sind Ablauf und Dauer definiert, und es gibt festgelegte Funktionen und Aufgaben, die unter den beteiligten Personen verteilt werden und wechseln.

Die Funktionen und Aufgaben, die unter den Gruppenmitgliedern aufgeteilt werden, sind Fallerzähler*in, Moderator*in, evtl. Protokollant*in sowie mindestens 3 Berater*innen. Abb. 3.13 gibt einen guten Überblick über die Arbeitsteilung, den Arbeitsablauf und die Dauer.

Details zu den Inhalten der einzelnen Phasen

Aufgabenverteilung Bei der Aufgabenverteilung ist auf einen Wechsel der Funktionen und Aufgaben zu achten. Jedes Gruppenmitglied sollte die Chance einer Problemschilderung bekommen. Alle sollten sich in den Funktionen der Beratung und Moderation üben.

Methodenwahl Bei der Methodenwahl sollte die Gruppe auf bekannte Arbeitsweisen der Beratung zurückgreifen. So können sich z. B. alle darauf verständigen, einen Bezug zu einer als ähnlich empfundenen Situation herzustellen. Die Gruppe kann auch

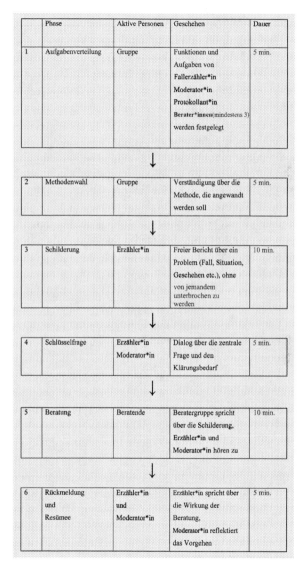

Phase	Aktive Personen	Geschehen	Dauer
1 Aufgabenverteilung	Gruppe	Funktionen und Aufgaben von Fallerzähler*in Moderator*in Protokollant*in Berater*innen(mindestens 3) werden festgelegt	5 min.
2 Methodenwahl	Gruppe	Verständigung über die Methode, die angewandt werden soll	5 min.
3 Schilderung	Erzähler*in	Freier Bericht über ein Problem (Fall, Situation, Geschehen etc.), ohne von jemandem unterbrochen zu werden	10 min.
4 Schlüsselfrage	Erzähler*in Moderator*in	Dialog über die zentrale Frage und den Klärungsbedarf	5 min.
5 Beratung	Beratende	Beratergruppe spricht über die Schilderung, Erzähler*in und Moderator*in hören zu	10 min.
6 Rückmeldung und Resümee	Erzähler*in und Moderator*in	Erzähler*in spricht über die Wirkung der Beratung, Moderator*in reflektiert das Vorgehen	5 min.

Abb. 3.13 Phasen, Funktionen und Aufgaben sowie Dauer der kollegialen Beratung

eine Ebene der Rückmeldung festlegen und z. B. die Wirkung der Erzählung auf die eigenen Gefühle oder auf die eigenen Gedanken schildern. Es lohnt sich aber auch, neue Methoden auszuprobieren, um neue Perspektiven zu erarbeiten und für Abwechslung zu sorgen. Die Tab. 3.4 zeigt einige Beispiele von weniger häufig genutzten Methoden der Beratung.

Tab. 3.4 Methoden der Beratung. (Vgl. Kollak 2017, S. 83–93)

Methode	Vorgehen und Fragestellung
Wir machen es krass	Das geschilderte Problem weiter zuspitzen. Was muss geschehen, um das geschilderte Problem aufrechtzuerhalten/um es weiter zu verschlimmern?
Auf unterschiedliche Ebenen beobachten und rückmelden	Welche Gedanken kommen mir beim Zuhören der Schilderung? Welche gehören zum Thema, welche schweifenden vom Thema ab? Kann ich mit Distanz über das Thema nachdenken? Fühle ich beim Zuhören Gleichgültigkeit, Aggression, Unverständnis usw. und warum fühle ich das? Ist meine Körperhaltung beim Zuhören eher angespannt oder entspannt? Warum reagiere ich so stark/wenig körperlich?
Auf Unterschiede und Besonderheiten achten	Was ist vergleichbar mit vielen anderen Fällen (Beteiligte, Verhältnisse, Situation)? Was hilft aus Kenntnis anderer Fälle? Was ist neu und braucht eine neue Antwort?
Wörter und Probleme – zwischen den Problemen und den Berichten über Probleme unterscheiden	Ist die Wortwahl der Problemschilderung für mich verständlich? Aus welchem Wortfeld stammen die Wörter? Zum Beispiel aus dem Sport (unfair, Foul, Spielregeln usw.) oder dem Märchen (böse, unglaublich, Hexe usw.) oder der Psychologie (pathologisch, irre, „schizo" u. a.). Welche Wörter finde ich erhellend, irreführend, nichtssagend, substanziell? Würde ich anders darüber sprechen?

Schilderung Bei der Schilderung ist ein freies Erzählen wichtig. Darum ist eine kollegiale und angstfreie Atmosphäre wichtig, in der Eindrücke, Erlebnisse, Gedanken und Gefühle geäußert werden können. Wenn Schilderungen gebremst und geschönt sind, kann die Gruppe nicht auf Ursachen und Lösungen kommen.

Schlüsselfrage Im Dialog zwischen der neutralen Moderator*in und der betroffenen Erzähler*in wird ein erster Schritt unternommen, die Schilderung mithilfe einer Schlüsselfrage zuzuspitzen und die weiteren Überlegungen in Richtung auf eine mögliche Lösung auszurichten.

Beratung In der Phase der Beratung ist die Beachtung der ausgewählten Methode wichtig. Wenn z. B. die 1. Berater*in einen Ratschlag gibt, die 2. Berater*in die Situation noch krasser macht und die 3. Person ihre Gefühle beim Zuhören schildert, erhält die erzählende Person auf unterschiedlichen Ebenen Hinweise. Diese Hinweise auf unterschiedlichen Ebenen zu verstehen und nachzuvollziehen, ist für die Erzähler*in schwer. Wichtige Hinweise können verloren gehen.

Rückmeldung Die Rückmeldung erlaubt die Erzähler*in – ebenso wie der gesamten Gruppe – zu einer Einschätzung der Beratungsarbeit zu gelangen. Es hat sich bewährt, die einzelnen Hinweise nicht zu bewerten. Die Erzähler*in hat vielleicht eine Einschätzung, ob ein Hinweis z. B. nutzbringend, problemlösend oder eher irritierend war. Diese Einschätzung ist aber frisch und kann sich noch ändern. Sinnvoller ist darum, die Rückmeldung allgemeiner zu fassen und zu sagen, ob die Hinweise weitergeholfen haben oder nicht, ob sie Antworten gegeben haben oder nicht.

Fazit Ein Resümee zu ziehen, gehört zu den Aufgaben der Moderator*in. Ebenso gibt die Moderator*in eine knappe Charakterisierung der Arbeit im Hinblick auf die Stimmung in der Gruppe, Haltung der Gruppenmitglieder zueinander, Wahl der Methode usw. Am Ende bedankt sich die Moderator*in bei allen Gruppenmitgliedern für ihre Mitarbeit.

3.4.4   Blick in die Schweiz

Programm Kompass
Kompass veranlasst einen regelmäßigen Austausch mit allen involvierten Personen und Einrichtungen. Ziele und Maßnahmen werden mithilfe des Klienteninformationssystems Phoenix überwacht.

Spitex
Spitex Kriens überprüft die Ziele der Planung durch Hausbesuche bei ihren Klient*innen. Je nach Situation findet mindestens einmal im Monat ein Hausbesuch durch die Case Manager*in statt. Ein erneutes Minimum Data Set aus dem RAI-HC kann Veränderungen der physischen und psychischen Situation der Klient*innen aufzeigen.

3.4.5   Blick nach Österreich

Im Monitoring werden die Zielerreichungsgrade der Klient*innen evaluiert. Der Verein Schädel-Hirn-Trauma-Lobby verwendet dazu ein Ampelsystem. Es bildet ab, wenn ein Ziel erreicht ist (grün), teilweise erreicht ist (gelb) oder nicht erreicht ist (rot). Die Beurteilung erfolgt durch die Klient*innen selbst, ihren Angehörigen und ihrer Fachkraft. Die Lebenshilfe Niederösterreich gGmbH hat ein Monitoringinstrument entwickelt (Abb. 3.14).

| **Case Management Protokoll** | **lebenshilfe** Niederösterreich gemeinnützige GmbH |

Umsetzung und Monitoring

Klient:in	
Einrichtung	
Beginn CM	
Ende CM	
TEAMS Chat	Ja Nein
Case Manager:in	

Datum der Überprüfung:
Ist der Hilfeplan noch aktuell?   Ja   Nein
Bei Bedarf kurze Verlaufsdarstellung
Anpassung Ziel- und Hilfeplanung notwendig?   Ja   Nein
Datum der Überprüfung:
Ist der Hilfeplan noch aktuell?   Ja   Nein
Bei Bedarf kurze Verlaufsdarstellung
Anpassung Ziel- und Hilfeplanung notwendig?   Ja   Nein
Datum der Überprüfung:
Ist der Hilfeplan noch aktuell?   Ja   Nein
Bei Bedarf kurze Verlaufsdarstellung
Anpassung Ziel- und Hilfeplanung notwendig?   Ja   Nein
Datum der Überprüfung:
Ist der Hilfeplan noch aktuell?   Ja   Nein
Bei Bedarf kurze Verlaufsdarstellung
Anpassung Ziel- und Hilfeplanung notwendig?   Ja   Nein

Abb. 3.14 Blick nach Österreich: Dokument zu Umsetzung und Monitoring der Lebenshilfe Niederösterreich gGmbH. (Mit freundlicher Genehmigung von Petra Haller, Lebenshilfe Niederösterreich gGmbH)

3.4.6   Zusammenfassung

Mit der Umsetzung der Hilfen werden bestehende Kontakte und Unterstützer*innen der Klient*innen genutzt, wenn sie sich in der Vergangenheit als hilfreich erwiesen haben. Aus der Planung lässt sich ablesen, welche Personen und Organisationen beteiligt werden sollen. Vor Beginn der Leistungserbringung geht es um den Austausch gegenseitiger Erwartungen. Das können Bedingungen sein für eine erfolgreiche Zusammenarbeit, z. B.

- „Ich möchte, dass Sie ehrlich zu mir sind und meinen Gesundheitszustand nicht schöner reden als er ist."
- „Ich erwarte, dass Sie pünktlich zu den Sitzungen erscheinen, um die nachfolgenden Termine nicht zu gefährden."

Weiterhin wird festgelegt, was zu tun ist, wenn Hilfen nicht so laufen, wie sie laufen sollen.

Die Phase des Monitorings ist als formative Evaluation zu verstehen. Das heißt, dass durch den regelmäßigen Austausch zwischen Klient*in, Case Manager*in und allen beteiligten Personen die umgesetzten Hilfen evaluiert werden, hinsichtlich Zufriedenheit, Qualität und Zielerreichung. Werden Leistungen erbracht, mit denen die Klient*in nicht zufrieden ist, die Qualität nicht gut ist und sie nicht dazu führen, die Ziele zu erreichen, wird direkt eingegriffen. Die Klient*in kann dann mit ihrer Case Manager*in überlegen, was verändert werden soll. Gegebenenfalls müssen Leistungen verstärkt werden, wenn sich z. B. der Gesundheitszustand der Klientin verschlechtert, werden Hilfen unnötig, weil eine Besserung zu festzustellen ist. Laufen Angebote quer, sind sie zu stoppen. Es kann auch hilfreich sein, weitere Unterstützer*innen zu berücksichtigen.

Für den Austausch der beteiligten Personen bieten sich unterschiedliche Methoden an:

- SMS schreiben, für den Austausch von kurzen und individuellen Informationen. Das ist einfach, geht schnell, erfordert die Verwendung einer einfachen Sprache und ist kostengünstig

- Einzel- oder Gruppenvideokonferenzen über Skype sind praktisch, weil sie eine Umgebung schaffen, in der sich Mimik und Gestik ablesen lassen, Entfernungen lassen sich leicht überwinden
- Telefonieren, für Absprachen, Rückfragen und Festlegen von Terminen
- E-Mails schreiben, wenn Informationen schnell ausgetauscht und ggf. an mehrere Personen verteilt werden sollen
- Treffen im Büro der Case Manager*in oder an einem „neutralen" Ort, wie z. B. in einem Café, um Face-to-face-Kontakte zu ermöglichen
- Hausbesuche bei der Klient*in zu Hause, um sich einen Einblick zur aktuellen Situation zu verschaffen
- Fallbesprechungen, um mit mehreren Personen, z. B. Klient*in, Case Manager*in und Mitarbeiter*innen von Leistungserbringer und Leistungsträgern gemeinsam zu sprechen und die jeweiligen Perspektiven zu erfahren
- Tagebücher, weil sich darin erbrachte Leistungen und deren Wirkungen einfach notieren lassen und einen Verlauf abbilden
- Hospitationen in Einrichtungen, um sich einen Eindruck zu deren Qualität zu verschaffen

3.4.7 Übungsaufgabe

Im ersten Schritt sind alle Dienste für Herrn Kaminski für 4 Wochen gebucht worden. Bis dahin sollte die weitere Finanzierung dieser Dienste sowie die Qualität der Dienstleistungen und die Zufriedenheit Alexander Kaminskis mit diesen Unterstützungen besprochen werden.

Nach 3 1/2 Wochen organisiert Else Kirchweih eine Falldiskussion als Telefonkonferenz. Auch Alexander und Peter Kaminski sind dazu geschaltet. Es geht darum, wie alles läuft, was weiter passieren muss, welche Dienste weiterhin benötigt werden, welche beendet werden können. Der Medizinische Dienst der Krankenversicherung (MDK) war noch nicht zur Prüfung da. Alexander Kaminski hat noch keinen Pflegegrad.

▶ **Übungsaufgabe** Skizzieren Sie, wer alles bei der Falldiskussion dazugeschaltet werden soll und welche Themen auf die Tagesordnung gehören.

3.5   Evaluation für unser Fallbeispiel

Die letzte Phase im Case Management ist die Evaluation. In dieser Phase kommt ein erfolgreiches Case Management zum Abschluss. Eine Voraussetzung dafür ist, dass im Monitoring (4. Phase) festgestellt wurde, dass mit den umgesetzten Hilfen die (kurzfristigen) Handlungs- und (langfristigen) Hauptziele zu Silvia Schumachers Versorgung erreicht wurden.

In diesem Abschnitt geht es darum, den gesamten Case-Management-Prozess mit seinen Maßnahmen zu evaluieren (summative Evaluation) und die Planung anzusehen, um sie auf deren Effektivität zu prüfen.

Für die Evaluation findet ein Abschlussgespräch im Büro von Case Managerin Andrea Riewe statt. Silvia Schumacher trifft mit allen Beteiligten zusammen, um deren Einschätzung zu erhalten. In dem Gespräch geht es auch darum, auf die letzten 6 Monate zurückzublicken.

Frau Schumacher wird gebeten, ihr Tagebuch (Abschn. 3.4.2) zu dem Gespräch mitzubringen. Es ist hilfreich, bei der Reflexion ihre Aufzeichnungen zu Rate zu ziehen.

Die Schumachers, Case Managerin Andrea Riewe und alle beteiligten Unterstützer*innen sprechen zu folgenden Punkten:

- wie zufrieden Silvia Schumacher und ihre Familie, aber auch die Case Managerin und die Beteiligten insgesamt mit dem Case Management sind,
- was sie aus den letzten Wochen und Monaten gelernt haben,
- was gut, was weniger gut gelungen ist,
- welche Erfolge sich durch Case Management zeigen und was erreicht wurde,
- wie die Arbeitstechniken im Case Management bewertet werden,
- wie es nach dem Case Management weitergeht.

Die Tab. 3.5 zeigt die Zusammenfassung des Gesprächs.

Tab. 3.5 Zusammenfassung des Gesprächs zwischen Frau Schumacher und Frau Riewe

Person	Äußerungen aus dem Abschlussgespräch mit Andrea Riewe
Silvia Schumacher	Mir geht es viel besser als vor 6 Monaten. Die Schmerzen sind weniger geworden, und die Nebenwirkungen habe ich ganz gut im Griff. Es ist gut, dass ich meine Termine im Brustzentrum immer ab mittags haben kann. Das schaffe ich besser. Die Yogastunden tun mir gut. Ich freue mich immer richtig auf meine Auszeit und die anschließenden Gespräche mit anderen Teilnehmerinnen. Nachts kann ich wieder ganz gut schlafen. Ich bin nicht mehr so nervös. Das merkt auch Max. Ihm geht es auch wieder besser. Er lacht mehr und spielt mit seinen Schulfreunden. Das ist ein bisschen so wie vorher. Die Gespräche mit der Psychologin waren hilfreich. Ich kann mit meiner Situation besser umgehen. Die Diagnose hatte mich völlig aus dem Leben gerissen. Ich wusste nicht mehr weiter. Ich hatte keine Kraft, mich um irgendetwas zu kümmern. Jeder hat mir etwas anderes erzählt, was ich zuerst machen soll. Ich konnte nicht mehr. Jetzt weiß ich wieder besser, was gut für mich ist. Bald würde ich sogar gerne wieder im Friseurladen arbeiten. Der regelmäßige Austausch über Skype hat mir gut gefallen. Das werde ich richtig ein bisschen vermissen
Mathias Schumacher	Ohne die Unterstützung hätten wir das nicht geschafft. Ich bin sehr dankbar. Ich wusste die ganze Zeit, dass wir mit der Situation nicht alleine sind. Das war hilfreich für die letzten Monate Silvia, Max und ich verbringen richtig viel Zeit miteinander. Meistens klappt es, dass ich nur noch 3 Tage in der Woche auf Montage bin. Es ist nicht leicht, eine neue Stelle in der Nähe zu finden. Ich möchte das aber versuchen, weil ich dann jeden Abend zu Hause sein kann. Die Gespräche mit meinem Arbeitgeber waren hilfreich. Sie haben mir ein gutes Zwischenzeugnis ausgestellt, mit dem ich mich bewerben kann
Max Schumacher	Ich bin gerne bei Mama und Papa. Wir machen viele Sachen zusammen und streiten uns weniger. Die Schule ist okay. Ich habe meine Freunde wieder. Die Hausaufgabenhilfe gefällt mir richtig gut. In der letzten Mathearbeit habe ich eine „2" geschrieben. Jetzt hat mich sogar der Mathelehrer einmal gelobt

(Fortsetzung)

Tab. 3.5 (Fortsetzung)

Person	Äußerungen aus dem Abschlussgespräch mit Andrea Riewe
Freundin Petra	Es war wirklich keine einfache Situation nach der Diagnose. Ich bin froh darüber, dass Silvia Unterstützung bekommen hat. Ich habe lange mit der Ernährungsberaterin gesprochen. Sie hat mir richtig gute Tipps für die Einkäufe gegeben und gesagt, worauf ich achten soll
Brustschwester aus dem Brustzentrum	Silvia Schumacher hat Fortschritte in den letzten sechs Monaten gemacht, ihre Werte haben sich deutlich verbessert. Die Termine haben wir in den Griff bekommen, weil Frau Schumacher später zu uns kommt. So mussten kaum noch Termine ausfallen. Ich bin froh, dass es Frau Schumacher besser geht

> **Praxistipp** Wenn eine Face-to-face-Abschlusskonferenz mit allen Beteiligten nicht möglich ist, kann auf ein virtuelles Treffen zurückgegriffen werden. Videokonferenzen per Skype sind hilfreich, weil sie die Möglichkeit zu einem gemeinsamen Austausch geben, kostengünstig sind und sich einfach organisieren lassen.

3.5.1 Ermittlung der momentanen Zufriedenheit

Um deutlich zu machen, ob sich Silvia Schumachers subjektive Lebensqualität verbessert hat, nimmt sie sich mit Andrea Riewe noch einmal die Papiere vor, die sie bereits im Assessment gemeinsam erstellt haben. Es geht jetzt darum, die momentane Zufriedenheit mit den Lebensbereichen zu erfragen, die sie damals benannt hat. Die Lebensbereiche werden durch Andrea Riewe noch einmal vorgelesen. Frau Schumacher wird gebeten, einzuschätzen, wie zufrieden oder unzufrieden sie mit ihrer jetzigen Situation ist. Dazu nutzt sie wieder die Schulnoten von 1–6. Ist sie mit einem Lebensbereich sehr zufrieden, vergibt sie die Note 1, eine 2 meint zufrieden, eine 3 eher zufrieden, eine 4

Lebensbereich	Zufriedenheit					
Meine Gesundheit	1	2	3	4	5	6
Mein Sohn Max	1	2	3	4	5	6
Mein Mann Mathias	1	2	3	4	5	6
Ich will mich als Frau fühlen	1	2	3	4	5	6
Eine sichere Zukunft	1	2	3	4	5	6
Ich arbeite gerne	1	2	3	4	5	6

Abb. 3.15 Momentane Zufriedenheit in den unterschiedlichen Lebensbereichen; *gestrichelte Linie* zeigt die Situation im Assessment, *durchgezogene Linie* zeigt die aktuelle Einschätzung

eher unzufrieden, eine 5 unzufrieden. Die Note 6 gibt es, wenn sie sehr unzufrieden ist. Um die Wertungen zu veranschaulichen, werden die Zahlen miteinander verbunden. Die gestrichelte Linie zeigt die Situation in der Phase des Assessments an. Die durchgezogene Linie zeigt die aktuelle Einschätzung von Frau Schumacher (Abschn. 3.5.1 und Abb. 3.15).

Silvia Schumacher sieht sich mit ihrer Case Managerin auch noch einmal die Netzwerkkarte an, die sie im Assessment erarbeitet und während der Umsetzung der Hilfen ergänzt haben. Sie vergleichen miteinander, wie die Intensität der Beziehungen zu den Personen ist und was sich verbessert hat.

> **Praxistipp** Literaturtipp zum Vertiefen: Klug W, Zobrist P (2021) Motivierte Klienten trotz Zwangskontext. Tools für die Soziale Arbeit, 3. Aufl. Reinhardt, München und Basel (ISBN 978-3-497-02409-4)

3.5.2 Notfallplan am Ende eines Case Managements

Am Ende des Case Managements reflektieren Silvia Schumacher und Andrea Riewe die letzten 6 Monate. Sie erstellen einen Notfallplan mit einer Übersicht der Versorgungsorganisation und den Ansprechpersonen (Abb. 3.16). Falls eine starke Ver-

Notfallplan
Klient*in: *Silvia Schumacher*
Case Manager*in: *Andrea Riewe*
Datum der Erstellung : *28. September*

Mit wem kann ich im Notfall Kontakt aufnehmen	Kontaktdaten
Andrea Riewe, Case Managerin, unterstützt, wenn es Schwierigkeiten bei den organisierten Hilfen gibt.	Pflegestützpunkt in B. Telefonnummer: 0456/56 56 00-34 E-Mail: andrea.riewe@psp-b.de
Veronika Teichmann, Mitarbeiterin Krankenkassen, hilft bei Fragen zu Leistungen der Krankenkasse. Weiterfinanzierungen von Leistungen werden mit Frau Teichmann besprochen.	Krankenkasse, Leistungsabteilung Telefonnummer: 0456/78 78 99-45 E-Mail: veronika.teichmann@krankenkasse.de
Christian Berger, Mitarbeiter beim Sozialhilfeträger, steht für Fragen zu Leistungen durch den Sozialhilfeträger zur Verfügung.	Sozialhilfeträger Telefonnummer: 0456/44 23 44-12 E-Mail: christian.berger@sozialhilfeträger.de
Susanna Hinz, Ernährungsberaterin, berät zu weiteren Fragen zur Ernährung. Mit ihr wird Kontakt aufgenommen, wenn es wieder zu Gewichtsschwankungen kommt.	Telefonnummer: 0456/99 00 99-55 E-Mail: susanna.hinz@rnährungsberatung.de
Beate Tischer, Schulsozialarbeiterin, wenn es Probleme mit Max in der Schule gibt.	Schule Telefonnummer: 0456/77 88 77-54 E-Mail: beate.tischer@schule.de

Erneute Kontaktaufnahme durch Andrea Riewe: *22. März*
Unterschriften

-   Klient*in: *Silvia Schumacher*
-   Case Manager*in: *Andrea Riewe*

Abb. 3.16 Notfallplan für die Schumachers

änderung auftritt oder etwas schief läuft, haben die Schumachers diesen Plan mit Ansprechpersonen und Kontakten zur Hilfe. Er gibt den Schumachers mehr Sicherheit.

Sie haben verabredet, dass Andre Riewe in 6 Monaten (genaues Datum angeben) erneut mit Silvia Schumacher Kontakt aufnehmen wird. Andrea Riewe wird dann erneut die Lage besprechen. Bei Notlagen steht sie als Case Managerin zur Verfügung.

3.5.3 Auflösungsvertrag

Zu Beginn des Case Managements wurde zwischen Klient*in und Case Manager*in eine schriftliche Vereinbarung geschlossen (siehe Abschn. 3.1.2 und 3.1.3), in der Spielregeln der Zusammenarbeit, Rechte und Pflichten sowie Erreichbarkeiten festgelegt wurden. Diese Vereinbarung wird mit einem Auflösungsvertrag beendet, wenn die Ziele der Klientin erreicht wurden und das Case Management nicht mehr notwendig ist. Der Case-Management-Prozess kann aber auch frühzeitig beendet werden, wenn es beispielsweise keine Einigung zwischen Klient*in und Case Manager*in gibt oder Absprachen zwischen den Beteiligten nicht eingehalten werden. Ein Beispiel für einen Auflösungsvertrag aus Österreich zeigt die Abb. 3.18.

3.5.4 Abschlussbericht

Case Managerin Andrea Riewe fertigt am Ende des Case Managements einen Abschlussbericht an. Damit macht sie ihre Arbeitsweisen transparent und liefert wichtige Daten für die Case-Management-Einrichtung.

Frau Riewe notiert die Ergebnisse der Evaluation und macht Notizen darüber, welche Arbeitsweisen aus ihrer Sicht geeignet waren und welche weniger. Stärken, die zu einem positiven Abschluss des Falls geführt haben, können für weitere Fallbegleitungen genutzt, Schwächen vermieden werden.

Der Bericht lässt sich einfacher stellen, wenn die gesamte Dokumentation aus den einzelnen Case-Management-Phasen angesehen wird.

Punkte für den Abschlussbericht
- Angaben zu pseudonymisierten Daten der Klient*in (Geschlecht, Alter, Familienstand, Pflegegrad, Hauptdiagnosen, regionale Herkunft)
- Art der Kontaktaufnahme zum Case Management
- Personeller und zeitlicher Einsatz der Case Manager*in (z. B. Anzahl und Dauer der Hausbesuche, Hospitationen, Gespräche, Zeiten für Vor- und Nachbereitungen)
- Angaben zu Kontaktarten und verwendete Methoden während der Fallbegleitung (z. B. zu Face-to-face-Kontakten, Skype, Tagebuch)
- Maßnahmen, die zu einem erfolgreichen Abschluss des Case-Management-Prozesses geführt haben
- Erfahrungen zu Kommunikation mit Leistungsanbietern und Leistungserbringern
- Festgestellte Stärken und Schwächen im Versorgungssystem
- Reflexion von Versorgungslücken, die bei der Organisation von Hilfen aufgefallen sind
- Daten für Sozialraumplanung (z. B. Indikatoren zur Darstellung sozialer Strukturen, Lebensqualität, Selbstständigkeit)
- Zahlen zu Krankheitskosten

3.5.5 Stärken-Schwächen-Profil

Für sich selbst fertigt Andrea Riewe noch ein Stärken-Schwächen-Profil an. Sie wurde während einer Fortbildung gefragt, ob ihre Dokumentation besser, so gut wie oder schlechter als ihre Praxis sei (vgl. Kollak 2017, Kap. 4). Die Frage hat sie verblüfft. Das möchte sie gerne genauer herausfinden. Sie geht zunächst die administrativen Aufgabe während der 5 Phasen des Case-Management-Prozesses durch und erstellt dann folgendes Profil (s. Tab. 3.6). Offensichtlich hat sie beim Intake den Überleitungsbogen gar nicht berücksichtigt. Den

Tab. 3.6 Stärken-Schwächen-Profil. (Eigene Darstellung)

Administrativen Fähigkeiten							
Überleitungsbogen genutzt						▓	Überleitungsbogen nicht genutzt
Beurteilungskatalog genutzt				▓			Beurteilungskatalog nicht genutzt
Die Helferkonferenzen protokolliert		▓					Die Helferkonferenzen nicht protokolliert
Netzwerkkarte aktualisiert	▓						Netzwerkkarte nicht aktualisiert
5-Finger-Methode eingesetzt	▓						5-Finger-Methode nicht eingesetzt

Beurteilungskatalog (Assessment) hat sie recht halbherzig ausgefüllt. Aber sie hat sich – mit Ausnahmen einer Sitzung – hilfreiche Notizen bei den Helferkonferenzen (Ziel- und Hilfeplanung) gemacht. Sehr gut sind ihr die Aktualisierungen der Netzwerkkarte (Umsetzung und Monitoring) und die Abfrage der Klienten-/Patientenzufriedenheit mithilfe der 5-Finger-Methode (Evaluation) gelungen. Sie schätzt sich so ein, dass sie lieber mit kreativen Instrumenten arbeitet und sich in Zukunft besser mit formalen Dokumenten absichern möchte.

3.5.6 APOX-Technik

Als steuerungsgelassen hat die Ausbilderin Andrea Riewe charakterisiert. Sie sei gut darin, Versorgungsnetzwerke aufzubauen und für ihre Klient*innen zu nutzen. Durch kleine Fehler und Pannen ließe sie sich nicht so schnell aus der Ruhe bringen. Andrea hat eine Kollegin, mit der sie sich gut versteht und die sie als zuverlässig und klug einschätzt. Allerdings fehlt ihr etwas von dieser Gelassenheit. Sie wird schnell ungeduldig und erwartet, dass alles immer sofort und super klappt. Nun hat Andrea Riewe etwas über die APOX-Technik (s. Abb. 3.17) gelesen, die Menschen helfen kann, besser mit Emotionen, wie Ungeduld, Enttäuschung, Wut usw. umzugehen. Sie will ihr die Information darüber zumailen.

A = Aufmerksamkeit

Ich spüre die Wut in mir und akzeptiere das. Ich höre auf, mich dafür schuldig zu fühlen.

P = Pause

Ich zähle bis 10, entspanne mich und kontrolliere die Situation.

O = Optionen

Ich stelle mir Antworten/Verhaltensweisen und deren Konsequenzen vor und wähle aus.

X = Expression

Ich drücke mich in der von mir gewählten Weise aus/verhalte mich in der gewählten Weise.

Abb. 3.17 APOX-Technik (Kollak 2023, Abschn. 5.8)

3.5.7   Blick in die Schweiz

Um den Erfolg des Case Managements durch Kompass abzubilden, kommt der Erfassungsbogen des HoNOS-Interviewleitfadens (Health of Nation Outcome Scales) erneut zum Einsatz. Er wird genutzt, um weitere Daten zur Lebenssituation des Klienten zu erfassen. Die Ergebnisse werden mit denen des Assessments verglichen.

Das Projekt Kompass wurde während der Projektphase (2010–2012) durch die Fachhochschule Bern evaluiert. Dabei kam heraus, dass die Klienten durch die Unterstützung des Case Managements ihre Lebensqualität deutlich besser einschätzen als vor dem Case Management (vgl. Haller et al. 2013). Der gesamte Bericht kann auf der Webseite der Fachhochschule Bern kostenlos heruntergeladen werden: https://www.soziale-arbeit. bfh.ch/uploads/tx_frppublikationen/2013_02_01_Kompass_ Schlussbericht.pdf (abgerufen am 25.01.2019).

3.5.8   Blick nach Österreich

Die Beendigung des Case Managements in Österreich (Quellen: Verein Schädel-Hirn-Trauma-Lobby und Lebenshilfe Niederösterreich gGmbH) ist in den Abb. 3.18 und 3.19 dargestellt.

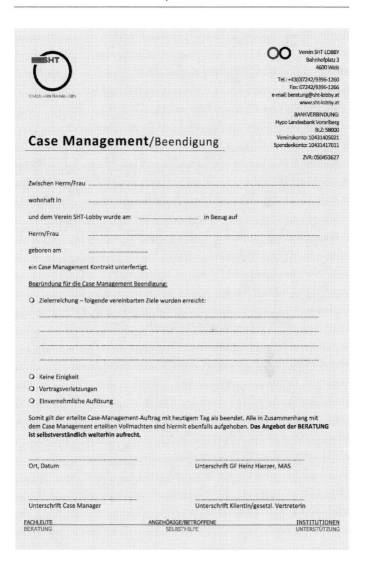

Abb. 3.18 Beendigung des Case Managements. (Mit freundlicher Genehmigung des Vereins Schädel-Hirn-Trauma-Lobby, Wels, www.sht-lobby.at)

Case Management Protokoll	**lebenshilfe**
	Niederösterreich
	gemeinnützige GmbH

Name / Klient:in / Mitarbeiter:in / Team (Team: Durchschnittsberechnung*):

1	2	3	4	5	6
☻	☺	😐	🙁	😣	☹

Datum der Einschätzung:	Ergebnis der Einschätzung:
Datum der Einschätzung:	Ergebnis der Einschätzung:
Datum der Einschätzung:	Ergebnis der Einschätzung:
Datum der Einschätzung:	Ergebnis der Einschätzung:
Datum der Einschätzung:	Ergebnis der Einschätzung:

* Durchschnittsberechnung der Teamergebnisse: MA geben (anonym) Zufriedenheitswert an, die Werte werden zusammengezählt und durch die Anzahl der Personen dividiert

Abb. 3.19 Blick nach Österreich: Dokument zur Zufriedenheitsbefragung der Lebenshilfe Niederösterreich gGmbH. (Mit freundlicher Genehmigung von Petra Haller, Lebenshilfe Niederösterreich gGmbH)

3.5.9 Zusammenfassung

Der Case-Management-Prozess ist beendet, wenn das Netzwerk für die Klient*in steht und es für dessen optimale Versorgung sorgt. Case Management ist nicht mehr erforderlich, weil die Ziele des Klienten entweder bereits erreicht wurden oder mit den Hilfen langfristige Ziele (Hauptziele) erreicht werden können.

Im besten Fall kommt es zu einen Beendigung im gegenseitigen Einvernehmen zwischen Klient*in und Case Manager*in. Es kann, im hoffentlich seltenen Fall, auch zu einer einseitigen Beendigung des Case Managements kommen. Gründe dafür können sein, dass die Klient*in eine Unterstützung ablehnt oder die Case Manager*in feststellt, dass eine weitere Fallbegleitung keinen Sinn macht, weil z. B. Absprachen nicht eingehalten werden, Termine nicht stattfinden können und angebotene Hilfen nicht gewollt werden.

Für eine hilfreiche Evaluation werden Kriterien formuliert, wann und wie etwas als gut bewertet wird. Arbeitsmethoden können unterschiedlich und je nach Bedarf eingesetzt werden. Es bieten sich an:

- Persönliche Gespräche und Abschlusskonferenzen
- Videokonferenzen über Skype
- Tagebücher, Dokumente und weitere Aufzeichnungen der Klient*in und der Case Manager*in
- Interviewleitfäden und Fragebögen zur Zufriedenheit

Weitere Punkte, die evaluiert werden, weil sie Erfolge durch Case Management abbilden können, nennen Cesta et al. (2017, S. 134 f.) in ihrem „Survival Guide":

- Zufriedenheit der Mitarbeiter*innen von Leistungserbringern und Leistungsträgern mit dem Case Management
- Kosteneinsparungen, die sich durch Case Management erzielt wurden
- Geringere Krankenhauseinweisungen und Vermeidung von Wiederaufnahmen
- Verbesserte Kommunikation innerhalb eines interdisziplinären Teams
- Verbesserter funktioneller Status der Patient*in

3.5.10 Übungsaufgabe

Peter Kaminski ist als Ingenieur im Umgang mit Technik vertraut. Als er noch ein kleiner Junge war, konnte er seinen Vater schon für technische Dinge begeistern. Im Augenblick ist sein Vater sehr geschwächt. Er hofft, dass sein Vater die wenigen Umstellungen fürs Telefonieren erlernt, damit er mit ihm sprechen und Anrufe seiner Freunde entgegennehmen kann.
　　Durch eine weitere Fallbesprechung hat sich herausgestellt, dass das Case Management beendet werden kann, weil alle organisierten Hilfen prima laufen. Eine wichtige Unterstützung für Herrn Kaminski ist seine technische Ausstattung.

▶ **Übungsaufgabe** Wie könnte die Technik im Fall von Herrn Kaminski die Versorgung auch in Zukunft unterstützen? Skizzieren Sie die Möglichkeiten und Grenzen.

Literatur

Berner J, Anderberg P, Rennemark M, Berglund J (2015) Case management for frail older adults through tablet computers and skype. Inform Health Soc Care. https://doi.org/10.3109/17538157.2015.1033528

Bundesministerium für Familie, Senioren, Frauen und Jugend (2022) Charta der Rechte hilfe- und pflegebedürftiger Menschen. BMFSFJ, Berlin. www.pflege-charta.de. Zugegriffen: 24. Jan. 2023

Carrilio TE (2007) Home-visiting strategies. A case-management guide for caregivers. University of South Carolina Press, Columbia

Cesta TG, Tahan HA, Fink LF (2017) The case manager's survival guide. Winning strategies for clinical practice, 3. überarb. Aufl. Mosby, St. Louis

Chen YR, Schulz PJ (2016) The effect of information communication technology interventions on reducing social isolation in the elderly: a systematic review. J Med Internet Res 18(1). https://doi.org/10.2196/jmir.4596

CMSA – Case Management Society of America (2016) Standards of practice for case management. http://www.cmsa.org. Zugegriffen: 21. Jan. 2023

Cotton SR, Anderson WA, McCollough BM (2013) Impact of Internet use on loneliness and contact with others among older adults: cross-sectional analysis. J Med Internet Res 15(2). https://doi.org/10.2196/jmir.2306

Currie M, Philip LJ, Roberts A (2015) Attitudes towards the use and acceptance of eHealth technologies: a case study of older adults living with chronic pain and implications for rural healthcare. BMC Health Serv Res 15(162). https://doi.org/10.1186/s12913-015-0825-0

DGCC – Deutsche Gesellschaft für Care und Case Management (Hrsg) (2020) Rahmenempfehlungen zum Handlungskonzept Case Management, 2., neu bearbeitete Aufl. Economica, Heidelberg

González A, Ramirez Paz M, Viadel V (2015) ICT learning by older adults and their attitudes toward computer use. Curr Gerontol Geriatr Res. https://doi.org/10.1155/2015/849308

Hahi I (2016) Case management promotion of social media for the elderly who live alone. Prof Case Manag 21(2):82–87

Haller D, Müller de Menezes R, Jäggi F, Erzinger B, Glanzmann M (2013) Städtische Gesundheitsdienste Zürich KOMPASS – Case Management für Menschen mit komplexen somatischen und psychosozialen Belastungen. Evaluation Schlussbericht zur Periode Januar 2010 bis August 2012. Berner Fachhochschule, Bern

Holzhausen M (2009) Lebensqualität multimorbider älterer Menschen. Konstruktion eines neuen individualisierten Messverfahrens. Huber, Bern

Holzhausen M, Kuhlmey A, Martus P (2010) Individualized measurement of quality of life in older adults: development and pilot testing of a new tool. Eur J Aging 3(7):201–211

Kollak I (2004) Lebensläufe sichtbar machen. Biographisches Arbeiten mit Mitteln der optischen Veranschaulichung. Pflege Gesellschaft 9(1):12–14

Kollak I (2012) Migration. Pschyrembel Pflege (3. Aufl). Berlin (de Gruyter), S. 557–559

Kollak I (2017) Schreib's auf! Besser dokumentieren in Gesundheitsberufen, 2., Ak. u. erw. Aufl. Springer, Berlin

Kollak I (2023) Komplementäre Therapien bei Depression. Fallgeschichten und Möglichkeiten der Selbstsorge. Hogrefe, Göttingen

Lee H, Chung MA, Kim H, Nam EW (2022) The effect of cognitive function health care using artificial intelligence robots for older adults: systematic review and meta-analysis. JMIR Aging 5(2):e38896. https://doi.org/10.2196/38896

Lucht MJ, Hoffmann L, Freyberg H, John U (2011) SMS und aufsuchende Hilfen. In: Müller M, Bräutigam B (Hrsg) Hilfe, sie kommen! Systemische Arbeitsweisen im aufsuchenden Kontext. Auer, Heidelberg, S 208–215

Lucht MJ et al (2014) A surveillance tool using mobile phone short message service to reduce alcohol consumption among alcohol-dependent patients. Alcohol Clin Experim Res. https://doi.org/10.1111/acer.12403

Papadopoulos I, Koulouglioti C, Lazzarino R, Ali S (2020) Enablers and barriers to the implementation of socially assistive humanoid robots in health and social care: a systematic review. BMJ Open 10(1):e033096. https://doi.org/10.1136/bmjopen-2019-033096

Piper AM, Hollan JD (2013) Supporting medical communication for older patients with a shared touch-screen computer. Int J Med Inform 82(11). https://doi.org/10.1016/j.ijmedinf

Pu L, Moyle W, Jones C, Todorovic M (2019) The effectiveness of social robots for older adults: a systematic review and meta-analysis of randomized controlled studies. Gerontologist 59(1):e37–e51. https://doi.org/10.1093/geront/gny046

Schmidt S (2018) Moderierte Videokonferenz – Teilhabe und soziale Kontakte. In: Hax-Schoppenhorst T (Hrsg) Das Einsamkeits-Buch. Wie Gesundheitsberufe einsame Menschen verstehen, unterstützen und integrieren können. Hogrefe, Bern, S 461–473

Schmidt S, Kampmeier AS (2017) Caring TV – for older people with multimorbidity living alone. Positive feedback from users in the city of Berlin and in a rural area of Mecklenburg-West Pomerania. In: Kollak I (Hrsg) Safe at home with assistive technology. Springer International Publishing, New York, S 43–57

Netzwerkplanung

4

Inhaltsverzeichnis

In unserem Fall bekommt die Patientin Silvia Schumacher über ihre Hausärztin den Hinweis auf den Pflegestützpunkt, in dem Andrea Riewe arbeitet. Es sind jedoch viele weitere Zugänge denkbar. So können Patient*innen in ein Krankenhaus kommen, in dem Case Manager*innen in der Aufnahme arbeiten. Angehörige können die Versicherung anrufen und mit einer Case Manager*in verbunden werden. Das sind direkte Zugänge. Ein Zugang kann aber auch über Dritte erfolgen, die Partner*innen in einem Netzwerk sind. Wie z. B. in unserem Fall, in dem die Hausärztin, das Brustzentrum und der Pflegestützpunkt miteinander kooperieren. Diese Netzwerkarbeit ist ein zentrales Element im Case Management. Darum sprechen wir auch vom *Care und Case Management* und nicht von Fallarbeit.

Wir bedanken uns bei H. Hierzer (Schädel-Hirn-Trauma-Lobby, Wels) für die Mitarbeit.

4.1   Warum Care und Case Management?

Im Care und Case Management geht es um eine an Patient*innen/Klient*innen und deren Umfeld orientierte Arbeit, die direkt mit und für sie erfolgt. Diese Arbeit wird durch Case Manager*innen geleistet. Sie benötigen eine detaillierte Kenntnis von Dienstleistungs- und Versorgungsangeboten, Anbietern und Trägern, Krankenkassen sowie weitere Finanzierungsmöglichkeiten. Case Manager*innen müssen mit vielen Einrichtungen, Unternehmen und Einzelpersonen vernetzt arbeiten.

Ist im Assessment eine gute Verständigung über die Situation, die Patient*innenwünsche und Versorgungsangebote gelungen, lässt sich eine Planung aufstellen, die im Interesse der Klient*innen umgesetzt wird. Vor dem Hintergrund der bestehenden Vernetzung der Case Manager*in wird ein individuelles Netzwerk aus informellen und professionellen Hilfen für die Patient*in/Klient*in aufgebaut. Für welche Bedürfnisse wird bereits Sorge getragen? Wo gibt es Lücken in der Versorgung? Um diese Fragen beantworten zu können, nutzt das Care und Case Management ein methodisches Vorgehen, den Case Management Prozess und setzt Instrumente ein, wie z. B. Ressourcenplan, Lebensereignisskala (LE-Skala), Netzwerkkarte, Versorgungsplan.

Professionelle Helfer*innen neigen dazu, schnell Ziele, Maßnahmen und Hilfen zu formulieren, ohne sich ausreichend mit der Situation und den Wünschen und Stärken der Klient*in auseinandergesetzt zu haben. Doch es geht ja gerade darum, Patient*innen/Klient*innen bei der Bewältigung ihrer Situation zu begleiten und zu unterstützen. Sie sollen die Hilfen bekommen, die sie als zielführend sehen. Dazu sind bei den Patient*innen/Klient*innen oft schon Vorstellungen und Wünsche vorhanden, weitere Informationen zur und Möglichkeiten der Versorgung müssen von der Case Manager*in angeboten und besprochen werden. Ist bekannt, welche Ziele ein*e Patient*in/Klient*in erreichen will, werden notwendige Hilfen durch die Case Manager*in organisiert, koordiniert und überprüft. Statt mit vielen Anbietern, Trägern und Versicherungsleuten usw. zu sprechen, hat ein*e Patient*in/Klient*in die Case Manager*in als Ansprechperson. Dies gilt für alle Phasen des Case-Management-Prozesses: Von der

Annahme des Falls und dem Erstgespräch, über die Planung und das Monitoring bis zur Evaluation und zum Abschluss ist es Aufgabe der Case Manager*in, dafür zu sorgen, dass Patient*innen/Klient*innen zu den aus ihrer Sicht richtigen Leistungen kommen. Zusammengefasst heißt das, Case Manager*innen übernehmen die Verantwortung für die Fallbegleitung.

Dazu benötigt eine Case Manager*in funktionierende Netzwerke und muss das Umfeld ihrer Patient*innen/Klient*innen kennen, damit beide gut aufeinander abgestimmt werden. Diese Arbeit des Netzwerkens, der Verankerung eines Falls in einem System professioneller und informeller Versorgung wird als Care Management bezeichnet. Es geht darum, Netzwerke aufzubauen, die einen leichten Zugang zu Hilfen für Klient*innen ermöglichen. Es kommt darauf an, dass

- personenunabhängige, schriftlich geregelte und aufeinander abgestimmte Netzwerke mit Personen aus den unterschiedlichen Sektoren aufgebaut werden,
- Ansprechpersonen, Angebote und Zielgruppen der Hilfen bekannt sind,
- Zugänge zu Leistungen vorgehalten werden, die es möglich machen, dass Angebote schnell und unkompliziert genutzt werden können,
- ein gegenseitiges Verständnis für die Arbeit aller Beteiligten entwickelt wird,
- im Netzwerk dieselben Ziele und Motive verfolgt werden.

Ohne ein gutes Care Management kann ein Case Management nicht gelingen. Wer nicht vernetzt ist, sich im System nicht auskennt und nicht über die Sektoren hinweg arbeitet, beschränkt seine Arbeit auf ein Fallmanagement.

4.2 Das Netzwerk für unser Fallbeispiel

Case Managerin Andrea Riewe verfügt über gute Kenntnisse der Region mit vielen Versorgungsangeboten und unterschiedlichen Trägern. Sie verdeutlicht sich ihr Netzwerk und ihre Netzwerkpartner und aktualisiert es fortlaufend. Sie macht sich deutlich, welche Personen sie ansprechen kann, wie sie diese erreicht und ob ihre Beziehungen gut sind und in beide Richtungen funktionieren. Abb. 4.1 zeigt ihre Einschätzung.

»Mein eigenes Netzwerk«

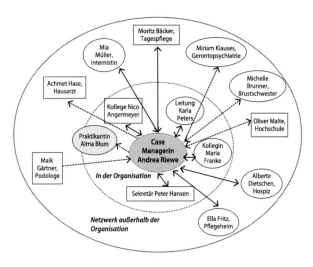

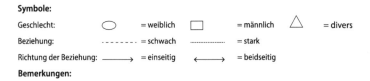

Abb. 4.1 Andrea Riewes Netzwerk

▷ **Praxistipp** VennMaker ist ein kostenpflichtiges Softwareprogramm, das eine einfache Darstellung und Analyse von Netzwerken ermöglicht. Weitere Informationen im Internet unter http://www.vennmaker.com (Stand: 29.06.2023).

4.3 Aufbau und Steuerung von Netzwerken

Geht es um den Aufbau und die Steuerung von Netzwerken, hat sich folgendes Vorgehen in der Praxis bewährt:

Aufbau und Steuerung des Netzwerks in unserem Fallbeispiel

1. Ziele und Beteiligte klären

Was soll mit dem Aufbau eines Netzwerks erreicht werden? Welche Partner*innen sind zur Zielerreichung notwendig? Von wo stammen die Partner*innen? Sollen sie zur Falldiskussion eingeladen werden?

Unser Fallbeispiel:

Andrea Riewe hat in den letzten Monaten festgestellt, dass zunehmend junge Menschen mit schweren Diagnosen wie z. B. Brustkrebs zu ihr ins Case Management kommen. Da sie und ihr Pflegestützpunkt, in dem sie arbeitet, bereits gut vernetzt sind mit Angeboten für Menschen mit psychiatrischen Erkrankungen, will sie ihr Netzwerk erweitern.

Sie ergreift als Care Managerin die Initiative und lädt folgende Partner*innen zu einem gemeinsamen Gespräch ein:

– die Überleitungsschwester Maria Hinz des Krankenhauses, weil sie und ihre Kolleginnen immer wieder berichtet haben, dass sie sich besser vernetzen wollen,

- Claudia Schwarz, eine Vertreterin der Angehörigeninitiative, weil sie ein Angebot bieten, dass informelle Beratung und Unterstützung anbietet
- Alina Gerber, eine Mitarbeiterin der Krebshilfe, weil die Krebshilfe bundesweit ein breites Netzwerk hat, kostenlos Informationen zu Erkrankungen bereitstellt und eine erste Anlaufstelle für Patienten sein kann,
- Elena Widmer, eine Mitarbeiterin der Frauenselbsthilfegruppe, weil sie gute Unterstützung für Betroffene und deren Angehörige und Freunde bietet,
- den Mitarbeiter des Pflegedienstes, Lucas Bauer, der eine spezialisierte ambulante Pflege bei Krebserkrankungen anbietet,
- Sofia Wyss, eine Gestalttherapeutin, die Patientinnen vor allem psychotherapeutisch begleitet und
- Michelle Brunner, die Brustschwester aus dem Brustzentrum, mit der Andrea Riewe bereits seit einiger Zeit kooperiert.

2. **Ein gemeinsames Ziel definieren**

Welches Ziel hat das Netzwerk? Was will es dafür leisten?

Unser Fallbeispiel:

Andrea Riewe diskutiert mit allen Beteiligten zu folgenden Fragen:

- Wie können wir unsere Angebote für Menschen mit Krebserkrankungen in Zukunft verbessern?
- Welche Ziele wollen wir in welchem Zeitraum erreichen?
- Wen müssen wir noch beteiligen, um uns möglichst breit aufzustellen?
- Welche Qualitätsmerkmale wollen wir für unser Netzwerk festlegen?
- Welche Chancen und Risiken birgt unser Netzwerk?

Insgesamt verfolgt das Netzwerk das Ziel, die Angebote für Menschen mit Krebserkrankungen besser miteinander zu vernetzen, um Schnittstellen in der Versorgung und Behandlung zu vermeiden. Es geht um einen Austausch von Informationen zu Krankheitsbildern, Verläufen, Best-practice-Beispielen und gemeinsamem Lernen von Fehlern, die auftreten. Methoden der kollegialen Beratung (Abschn. 3.4.3) sowie Fallbesprechungen finden regelmäßig statt. Kann ein Mitglied des Netzwerks einmal nicht persönlich teilnehmen, werden Videokonferenzen ermöglicht.

3. **Arbeitsweisen und Regeln ausmachen**

Klare Regelungen und Verbindlichkeiten schaffen, die den Erfolg von Netzwerken ausmachen. Sind Ansprechpersonen, Aufgaben und Zuständigkeiten geklärt, besteht nicht die Gefahr, dass ein Netzwerk beliebig wird.

Unser Fallbeispiel

Andrea Riewe und die Partner*innen besprechen, wer welche Aufgaben im Netzwerk übernimmt. Es geht um inhaltliche Fragen (z. B. wer Ansprechpartner ist, wenn es um spezielle pflegerische, therapeutische und medizinische Fragen geht, wer welche Hilfen und Unterstützungen leistet) und um organisatorische Fragen (z. B. wer die Koordination des Netzwerks übernimmt, wie häufig Treffen stattfinden, wer für Einladungen zuständig ist). Aber auch Verantwortlichkeiten und Abläufe innerhalb der Netzwerkarbeit, z. B. zu Leitungsaufgaben, Öffentlichkeitsarbeit, anfallenden Kosten und Qualitätssicherung werden geklärt. Folgendes wird festgelegt:

- Netzwerktreffen finden immer mittwochs in der Zeit von 10:00–12:00 Uhr alle 6 Wochen statt.
- Die Treffen finden in den beteiligten Einrichtungen im Wechsel statt. Beim ersten Mal im Sitzungssaal des Krankenhauses, dann in der Praxis der Gestalttherapeutin usw. Dadurch ist jeder einmal mit der Organisation des Treffens dran, übernimmt mal die Moderation und sorgt für die Protokollierung der

Treffen. Wechselnde Treffpunkte geben Andrea
Riewe und ihren Partnern zusätzlich die Möglichkeit, die beteiligten Einrichtungen und deren
Angebote kennenzulernen. Dadurch erhalten sie
auch die Möglichkeit, ein besseres Verständnis für
die Arbeit des anderen zu entwickeln.

Für die Öffentlichkeitsarbeit entsteht ein gemeinsamer
Flyer. Er wird vorwiegend online weitergegeben. Die
Kosten für einige Druckexemplare übernehmen die
beteiligten Einrichtungen.

4. **Netzwerkpflege und ständige Überprüfung**
Nachdem das Netzwerk aufgebaut wurde, muss dafür
gesorgt werden, dass es seine Ziele erreicht. Denn
damit die Motivation zur Netzwerkarbeit erhalten
bleibt, müssen alle Beteiligten einen Nutzen haben. Die
dazu notwendige gemeinsame Arbeit muss überprüft
und in einem guten Verhältnis zum Aufwand stehen.

Unser Fallbeispiel
Andrea Riewe und die Partner*innen schätzen die
gemeinsamen Fallbesprechungen als hilfreich ein, weil
sie aus Fehlern und aus gut gelungener Versorgung
(Best-practice-Beispiele) lernen können.

4.3.1 Leitungskräfte mit einbeziehen

Damit Netzwerke funktionieren und ihre Ziele erreichen, sollten
auch Leitungskräfte beteiligt werden. Denn Veränderungen
können ganze Abteilungen und Einrichtungen betreffen.
Anfallende Kosten, erhöhter Personaleinsatz müssen von den
Einrichtungen in der Regel selbst getragen werden. Dazu braucht
es Akzeptanz und Zustimmung der Leitungen.

Es ist gleichermaßen wichtig, dass Mitglieder in Netzwerken mit
Entscheidungskompetenzen ausgestattet sind, d. h. dass Mitarbeiter
im Namen ihrer Einrichtung im Netzwerk sprechen können.

Netzwerke schaffen Verbindlichkeiten ihrer Arbeit, wenn ihre Arbeit vertraglich geregelt ist. Verträge, gemeinsame Leitbilder und Konzepte des Qualitätsmanagements verdeutlichen gemeinsame Visionen des Netzwerks, sorgen dafür, dass Absprachen, Ansprechpersonen und verlässliche Regeln fixiert sind und alle Beteiligten sich daran halten. Verträge sorgen aber auch für mehr Transparenz und machen Entscheidungen des Netzwerks nachvollziehbar.

Andrea Riewe hat ihre Netzwerkkarte ergänzt. Grau markiert sind die Partner*innen, die neu zu ihrem Netzwerk dazu gekommen sind. Hier ist ihr aktueller Stand (Abb. 4.2).

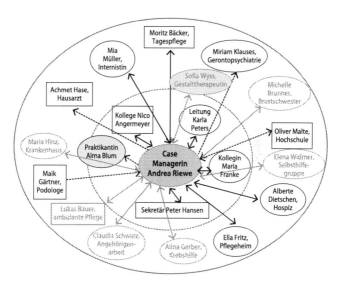

Symbole:

Geschlecht: ◯ = weiblich ▢ = männlich △ = divers

Beziehung: - - - - - - - = schwach .... = stark

Richtung der Beziehung: ⟶ = einseitig ⟷ = beidseitig

Bemerkungen:

Abb. 4.2 Aktualisierte Netzwerkkarte von Andrea Riewe

▷ **Praxistipp**

- Literaturtipps zum Vertiefen:
  - Friedrich S (2012) Ressourcenorientierte Netzwerkmoderation. Ein Empowermentwerkzeug in der Sozialen Arbeit. Springer VS Verlag für Sozialwissenschaften, Wiesbaden
  - Kaufmann F (2004) Netzwerk. In: Bröckling U, Krasmann S, Lemke T (Hrsg) Glossar der Gegenwart. Suhrkamp, Frankfurt/Main, S 182–190
- Fachzeitschriftenbeiträge:
  - Mennemann H (2006) Case Management auf der Systemebene – Aufbau von Netzwerken. Case Manag 3(1):12–17
  - Reis C (2014) Fallmanagement und Netzwerke. Case Manag 11(1):4–9

4.4 Blick nach Österreich

Nach der Einschätzung von H. Hierzer (Schädel-Hirn-Trauma-Lobby, Wels) macht es einen großen Unterschied, ob Case Management „top down" oder „bottom up" gesteuert wird. Wichtig ist ein gelebtes Care Management auf Ebene des Case-Management-Trägers. Hier ist Netzwerkarbeit auf Systemebene gefordert, einschließlich schriftlicher Kooperationsvereinbarungen. Um Überschneidungen zwischen Leitung und Mitarbeiter*innen zu vermeiden, ist ein regelmäßiger Austausch erforderlich. Hilfreich ist z. B. die Auseinandersetzung mit den Themen Kooperation und Koordination und Arbeit mit sozialen Netzwerkkarten.

Zugang zum Case Management und das Umfeld des Case Managers

5

Inhaltsverzeichnis

Bis hierher haben wir gezeigt, wie unsere Beispielpatientin Silvia Schumacher mit Unterstützung des Case Management die für sie am besten geeigneten Leistungen bekommen konnte. Sie ist trotz ihrer Erkrankung im Mittelpunkt des Versorgungsprozesses geblieben und hat alle Entscheidungen mit der Case Managerin gemeinsam getroffen. Die große Unterstützung durch ihre Familie, ihre Freundin und weitere Helfer wurde als wichtiger Baustein des Versorgungsprozesses verstanden und eng mit den professionellen Leistungen verkoppelt.

Wir bedanken uns bei M. Hochuli für die Informationen zu Kompass, Zürich.

© Springer-Verlag GmbH Deutschland, ein Teil von Springer Nature 2023
I. Kollak und S. Schmidt, *Fallübungen Care und Case Management,* https://doi.org/10.1007/978-3-662-67053-8_5

In unserem Fallbeispiel hatte die Hausärztin von Frau
Schumacher auf die Existenz von Pflegestützpunkten aufmerksam gemacht. Die Patientin ist daraufhin aktiv geworden und
hat in einem Pflegestützpunkt in ihrer Nähe angerufen. So kann
ein Zugang zum Case Management aussehen. Auf weitere Arten
der Zugänge wollen wir in diesem Kapitel eingehen. Die Case
Managerin, mit der Frau Schumacher dann zusammen die Versorgung geplant hat, war Mitarbeiterin des Pflegestützpunkts.
Das ist eine von vielen Möglichkeiten, die wir uns auch in ihrer
Konsequenz ansehen möchten.

Es geht also in diesem Kapitel darum, welche Bedeutung
der Zugang zum Case Management und das Umfeld der Case
Manager*in auf den Versorgungsprozess haben. Dazu gehen wir
2 Fragen nach:

- Wie kommt der Kontakt zwischen Klient*in/Patient*in und
  Case Manager*in zustande?
- Zu welcher Institution und zu welchem Netzwerk gehört die
  Case Manager*in?

5.1   Wie sich Klient*in und Case Manager*in finden

Kontakte können über Telefon oder E-Mails oder im direkten,
persönlichen Gespräch aufgebaut werden. Wesentlich ist aber,
von wem die Initiative ausgeht. Konkret gefragt: Sucht eine
Klient*in/Patient*in die Case Manager*in auf oder sucht die
Case Manager*in eine Klient*in/Patient*in auf? Dieser Unterschied scheint auf den ersten Blick unbedeutend, ist es aber
keinesfalls, wie wir gleich sehen werden.

Je nachdem, bei wem die Initiative für das Aufnehmen der
Beziehung ausgeht, wird von einer Komm- oder Bring-Struktur
gesprochen. Die Tab. 5.1 soll dieses wesentliche Merkmal verdeutlichen.

Aktuell existieren in der Pflegeberatung die Komm- und die
Bring-Struktur nebeneinander. Auf der Grundlage des Pflege-
Weiterentwicklungsgesetz (PfWG) besteht seit Januar 2009

Tab. 5.1 Beispiele für die Komm und Bring-Struktur

Komm-Struktur	Bring-Struktur
Silvia Schumacher hat über ihre Hausärztin vom Pflegestützpunkt in ihrer Nachbarschaft erfahren. Sie ruft dort an, bekommt die Öffnungszeiten mitgeteilt und geht mit ihrer Freundin Petra, die sich dafür einen halben Tag frei genommen hat, zur Beratung in den Pflegestützpunkt	Alexander Kaminski hat über seine Versicherung eine kostenlose Telefonnummer bekommen. Er ruft dort an und spricht mit einer Case Managerin, die ihn zu Hause zu einem vereinbarten Termin aufsucht

ein allgemeiner Anspruch auf Pflegeberatung (Kap. 6). Die Umsetzung dieses Gesetzes ist von Bundesland zu Bundesland unterschiedlich. In 14 Bundesländern gibt es Pflegestützpunkte. In Sachsen und Sachsen-Anhalt gibt es eine vernetzte Pflegeberatung. Patient*innen, die in der Gesetzlichen Krankenversicherung sind, können die Pflegestützpunkte oder die vernetzte Pflegeberatung in Anspruch nehmen. Für Patient*innen, die privat versichert sind, gibt es bundesweit eine Telefonnummer, unter der sie kostenlos mit einer Berater*in sprechen können.

In den beiden in Tab. 5.1 aufgeführten Beispielen, ist die aufsuchende Beratung vorteilhaft, denn sowohl Silvia Schumacher als auch Alexander Kaminski sind sehr geschwächt und können nicht gut ihre Häuslichkeit verlassen. Frau Schumacher benötigte die Unterstützung ihrer Freundin, um zum Pflegestützpunkt zu gelangen. Diese musste sich dafür frei nehmen.

Ein Krankenhaus, das im Verbund mit der häuslichen Pflege, niedergelassenen Ärzt*innen, Physiotherapeut*innen, Reha-Zentren, Altenresidenzen usw. arbeitet und Case Management anbietet, kann z. B. Interesse haben, bestimmte Patient*innen mit einer Einweisung vor ihrer Aufnahme von Case Manager*innen kontaktieren zu lassen.

Jugendliche, die wegen Drogendelikten eine Fülle von Problemen haben mit Eltern, Schule, Gesetz usw., können von einer Case Manager*in aufgesucht und zu ihrer Mitwirkung in der Organisation eines Hilfeplans aufgefordert werden.

Ob Komm- oder Bring-Strukturen erwünscht sind, hängt vom jeweiligen Kontext ab. Wir wollten durch eine kleine Umfrage ein Stimmungsbild erstellen, über die Erwünschtheit von aufsuchender Pflegeberatung, wie sie in den Pflegestützpunkten angeboten werden. Wie wir vorgegangen sind und welche Ergebnisse wir bekommen haben, möchten wir im Folgenden kurz darstellen.

5.1.1 Studie zu den Pflegestützpunkten

An 4 öffentlichen Plätzen in Berlin haben wir Passant*innen gefragt, ob sie für eine Pflegeberatung lieber in einen Pflegestützpunkt gehen oder ob sie es bevorzugen würden, wenn ein Pflegeberater zu ihnen nach Hause käme. Insgesamt haben 171 Personen auf diese Frage geantwortet. 136 (80 %) der 171 befragten Personen wünschten sich eine aufsuchende Beratung, 35 (20 %)Personen nicht. In Tab. 5.2 sind die Gründe, die die Befragten für und gegen Hausbesuche genannt haben (Mehrfachnennungen waren möglich), aufgeführt.

Tab. 5.2 Meinungsbild zur aufsuchenden Beratung. Insgesamt wurden 171 Personen befragt, die Zahlen geben die Häufigkeit der Nennungen pro Argument an

Für aufsuchende Beratung Bring-Struktur		Gegen aufsuchende Beratung Komm-Struktur	
136 Befragte		35 Befragte	
79	Ermöglicht Beratung trotz Mobilitätseinschränkung	32	Stört die Privatsphäre
42	Erspart den Weg zur Beratung	7	Erzeugt ein ungutes Gefühl
10	Erlaubt eine bessere Situationseinschätzung vor Ort		

Diese Umfrage unter Passant*innen ist nicht repräsentativ, benennt aber einige Vor- und Nachteile der Bring- und Komm-Struktur.

> ▷ **Praxistipp** Wer mehr über die Studie erfahren möchte, kann in folgenden Artikeln nachlesen:
>
> - Kollak I, Schmidt S (2014) Pflegestützpunkte in Berlin und Brandenburg. Bekanntheitsgrad und Kultursensibilität. Soziale Arbeit 63(1): 2–8, ISSN 0490-1606
> - Kollak I, Schmidt S (2012) Umfrage zum Bekanntheitsgrad von Pflegestützpunkten. Case Management 9(3): 132–133, ISSN 1861-0102
>
> Eine Studie zur Evaluation der Pflegestützpunkte in Mecklenburg-Vorpommern ist in folgenden Artikeln nachzulesen:
>
> - Schmidt S, Kraehmer S (2016) Pflegestützpunkte in Mecklenburg-Vorpommern. Ergebnisse einer wissenschaftlichen Begleitung. International Journal of Health Professions 3 (2): 165–176, ISSN 2296-990X
> - Schmidt S, Kraehmer S (2016) Pflegestützpunkte aus der Nutzerperspektive. Ergebnisse einer wissenschaftlichen Begleitung in Mecklenburg-Vorpommern. Soziale Arbeit 65 (11): 409–414, ISSN 0490-1606

5.2 Die Case Manager*in und ihr Umfeld

In unserem Beispiel war die Case Managerin im Pflegestützpunkt angestellt. Per Pflege-Weiterentwicklungsgesetz sind die Pflegestützpunkte zur Neutralität verpflichtet und sollen eine

Pflegeberatung durchführen, die Leistungserbringer benennt und in die Versorgung einplant, die am besten geeignet sind – unabhängig von deren Trägerschaft. Case Manager*innen, die in diesen als unabhängig geltenden Beratungsstellen arbeiten, haben ein deutlich anderes Umfeld als Case Manager*innen, die bei einem Träger eingestellt sind, der selbst viele Leistungen erbringt. Case Manager*innen, die für eine Versicherung arbeiten, die sämtliche Kosten der Versorgung finanziert, sind in einer anderen Lage, als Case Manager*innen, die selbstständig arbeiten (Abb. 5.1). Bei letzteren ist wesentlich, ob sie unabhängig arbeiten oder Vermittlungsprovisionen beziehen (gibt es bisher selten).

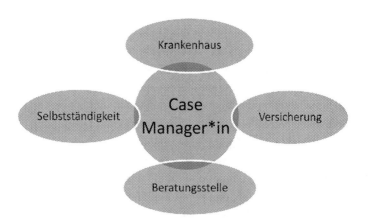

Abb. 5.1 Case Manager*innen und ihr Umfeld

5.3   Zielgruppe

Care und Case Management kann z. B. von Krankenhäusern, Pflegestützpunkten, Rehabilitationseinrichtungen und
ambulanten Pflegediensten erbracht werden. Die Angebote
richten sich nach der Zielgruppe.
Mögliche Beispiele sind:

- Die onkologische Station des Krankenhauses bietet Care und
  Case Management für ihre Patienten an. Ziel ist die Sicherstellung von interner und externer Kontinuität in der Versorgung.
- Die Rehabilitationsklinik macht ihren Patienten ein Angebot
  von Care und Case Management. Ziel kann die Wieder-
  herstellung körperlicher, psychischer und sozialer Folgen sein.
- Der Pflegestützpunkt richtet sein Angebot an Klient*innen,
  weil sie Unterstützung bei Aufbau, Koordinierung und
  Steuerung von Hilfeleistungen benötigen. Ziel kann ein
  längerer Verbleib in der eigenen Wohnung der Klient*in sein.
- Ein ambulanter Pflegedienst richtet sein Angebot von Care
  und Case Management an seine Kund*innen. Zusätzliche
  Hilfen, die über die pflegerische Versorgung hinausgehen,
  werden für sie organisiert, koordiniert und überprüft.

An wen sich das Care-und-Case-Management-Angebot richtet,
muss klar kommuniziert werden. Nur so können Klient*innen
sich angesprochen fühlen und dem Care und Case Management
zustimmen. Ebenso müssen die Dienstleister in einer Region
über alle ihre Angebote Bescheid wissen, damit sie sich gegenseitig im Netzwerk nützlich sein können.

> **Praxistipp** Wie Angebote des Care und Case
> Managements von allein lebenden, mehrfach
> erkrankten älteren Menschen in Bezug auf deren
> Erhalt der Eigenständigkeit wahrgenommen werden,
> kann in folgenden Artikel nachgelesen werden:

- Schmidt S, Luderer C (2018) »Ich bin wieder ein Mensch geworden«. Care und Case Management als Unterstützung der Eigenständigkeit allein lebender, mehrfacherkrankter, älterer Menschen: Ergebnisse einer interpretativ-hermeneutischen Analyse. International Journal of Health Professions 5 (1): 3543, ISSN 2296-990X

▶▶ **Praxistipp** Bundesweit sollen in der Legislatur-periode bis 2025 Gesundheitskioske als neue Beratungsangebote für Patient*innen aufgebaut werden (Community Health Nursing). Ziel ist eine Förderung der Gesundheitskompetenz von Menschen mit besonderem Unterstützungsbedarf. Die Gesundheitskioske sollen von den Kommunen initiiert und mehrheitlich von den gesetzlichen und privaten Krankenversicherungen finanziert werden.

Folgende Aufgaben der Gesundheitskioske sind angedacht:

- Niedrigschwellige Beratung insbesondere in sozial benachteiligten Regionen und Stadtteilen, Vermittlung von Leistungen der medizinischen Behandlung, Prävention und Gesundheits-förderung und Anleitung zu deren Inanspruch-nahme,
- allgemeine Beratungs- und Unterstützungs-leistungen zur medizinischen und sozialen Bedarfsermittlung sowie die Koordination zur Inanspruchnahme,
- Unterstützung bei der Klärung gesundheitlicher und sozialer Angelegenheiten,
- Bildung eines sektorenübergreifenden Netzwerkes,
- Durchführung einfacher medizinischer Routine-aufgaben wie z. B. Blutdruck und Blutzucker messen, Verbandswechsel, Wundversorgung und subkutane Injektionen – veranlasst von Ärzt*innen.

5.4 Öffentlichkeitsarbeit

Wie Personen vom Angebot des Care und Case Managements erfahren, hängt von der Art und Weise der Öffentlichkeitsarbeit ab (Tab. 5.3, Abschn. 5.1.1). Angesprochen werden

- Klient*innen, deren Freunde und Angehörige, damit sie das Angebot von Care und Case Management selbst in Anspruch nehmen können und
- Netzwerkpartner*innen, damit sie passende Klient*innen mit Care-und-Case-Management-Bedarf weiterleiten können.

Tab. 5.3 Öffentlichkeitsarbeit im Care und Case Management (CCM)

Wie machen Care und Case Management Einrichtungen auf sich aufmerksam?	Wie machen Care und Case Manager*innen auf sich aufmerksam?
Mithilfe eines Logos wird die Wiedererkennung des CCM-Angebots gesichert Eine Homepage gibt die Möglichkeit, mehr über Angebot und Zielgruppe zu informieren. Ansprechpartner, Öffnungszeiten und Erreichbarkeiten können nachgelesen werden Durch Flyer und Broschüren kann auf das CCM-Angebot aufmerksam gemacht werden. Sie können in Arztpraxen, Krankenhäusern und Behörden ausgelegt werden. Weitere Dienstleister, wie z. B. Friseur*innen, Physiotherapeut*innen und Läden in der Nachbarschaft können auch als Vermittler*innen genutzt werden Durch Verlinkung mit anderen Netzwerkpartner*innen, um das CCM-Angebot bekannt zu machen	Visitenkarten ermöglichen einen einfachen Austausch von Kontaktdaten Durch Teilnahme an regelmäßigen Netzwerktreffen werden Erfahrungen mit anderen Akteuren der Region ausgetauscht Durch gegenseitige Hospitationen profitieren alle Beteiligten. Nur wer die Arbeit des anderen kennt, kann sie weiterempfehlen

5.4.1 Fortsetzung der Studie zu den Pflegestützpunkten

Wir haben in unserer Studie auch gefragt, wie Pflegestützpunkte auf sich aufmerksam machen sollten (Abb. 5.2). Es erwarten 54,7 % (n = 88) Hinweise von ihrer Hausärzt*in und durch Öffentlichkeitsarbeit über Zeitungen (n = 74) und im Internet (n = 58). Weiterhin sollen sie durch Krankenkassen (n = 52), Flyer (n = 50), Fernsehen (n = 50), Radio (n = 42) und Apotheken (n = 41) auf sich aufmerksam machen. Einige Interviewte erwarteten Werbung im öffentlichen Nahverkehr (n = 21), Informationsveranstaltungen (n = 19) oder Hinweise auf Pflegestützpunkte durch Begegnungsstätten (n = 10), öffentliche Einrichtungen (n = 8), Krankenhäuser (n = 5) oder Hausverwaltung (n = 2).

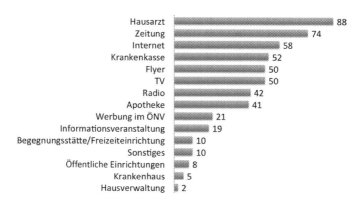

Abb. 5.2 Wie sollten Pflegestützpunkte auf sich aufmerksam machen? n = 171 (Mehrfachnennungen möglich, Angaben absolut). *ÖNV* Öffentlicher Nahverkehr

5.5   Blick in die Schweiz

In der Stadt Zürich gibt es das Care und Case Management Programm Kompass. Kompass unterstützt Menschen mit komplexen somatischen und psychosozialen Belastungen bei der Organisation von pflegerischen Hilfen, der Klärung ihrer Wohnsituation und bei der Existenzsicherung. Folgende Leistungen gibt es:

- Arbeit in einem interdisziplinären Team (Sozialarbeit, Pflege und Psychologie)
- Fallbegleitung in komplexen Situationen über Tage, Wochen oder Monate
- Mobiles Case Management vor Ort in Spital, Klinik oder zu Hause
- Beratung und Triage am Telefon für Betroffene, Angehörige und professionelle Helfende
- Vermittlung und Koordination von sozialer, medizinischer oder psychologischer Hilfe
- Mediation in Konfliktsituationen und Durchführen von Helferkonferenzen

Neben Care und Case Management werden durch Kompass Kriseninterventionen, ein Gefährdungsmanagement und klinische Sozialarbeit angeboten.

Kompass richtet sich an Personen, die in Zürich wohnen und gemeldet sind. Mitarbeiter*innen der Stadt Zürich sind ausgenommen. Für sie gibt es ein betriebliches Care und Case Management. Homepage: http://www.stadt-zuerich.ch/kompass (Stand: 28.06.19).

Gesetzliche Förderung von Care und Case Management, Ausbildung von Case Manager*innen und Zertifizierungsweisen

6

Inhaltsverzeichnis

Wir bedanken uns bei M. Pötscher-Eidenberger für die Informationen und Materialien zum Case Management in Österreich.

© Springer-Verlag GmbH Deutschland, ein Teil von Springer Nature 2023
I. Kollak und S. Schmidt, *Fallübungen Care und Case Management,* https://doi.org/10.1007/978-3-662-67053-8_6

Im Bereich der gesetzlichen Förderung von Care und Case Management hat sich in der Zeit seit unserer letzten Ausgabe viel getan. Die Ausbildungsinhalte für Case Manager*innen haben sich weiterentwickelt. Eine noch größere Veränderung gibt es im Bereich der Zertifizierungsweisen. Seit 2020 können sich nun auch in Deutschland Einrichtungen nach den Standards der Deutschen Gesellschaft für Care und Case Management zertifizieren lassen. Bislang war eine Zertifizierung nur in der Schweiz möglich. Grundlage dafür bilden die Standards der schweizerischen Fachgesellschaft Netzwerk Case Management.

6.1   Gesetzliche Förderung von Care und Case Management

Mit dem Pflege-Weiterentwicklungsgesetz wurde ein Rechtsanspruch auf eine am Case Management orientierte Pflegeberatung (§ 7a SGB XI) gesetzlich festgelegt. Anspruch darauf haben Personen, die Leistungen aus der Pflegeversicherung erhalten, diese beantragt haben und bei denen ein erkennbarer Hilfebedarf besteht. Die Pflegeberatung soll unabhängig, neutral und kostenfrei von Mitarbeiter*innen der Pflege- und Krankenkassen erbracht werden. Deren Inanspruchnahme ist freiwillig. Ein Anspruch besteht für gesetzlich und privat versicherte Personen. Die Ausführung der Pflegeberatung erfolgt unterschiedlich. Gesetzlich Versicherte suchen Pflegestützpunkte auf, für die sich die meisten Bundesländer entschieden haben. Auf Landesinitiative wurden dort Pflegestützpunkte aufgebaut, um die bisherigen Beratungsangebote zu erweitern. Für privat Versicherte gibt es ein telefonisches Beratungsangebot und bei Bedarf eine persönliche Pflegeberatung vor Ort. 2008 hat sich die Firma COMPASS gegründet. Sie bietet für alle privaten Kranken- und Pflegeversicherungen eine bundeseinheitliche Pflegeberatung an.

Die Aufgaben einer an Case Management orientierten Pflegeberatung in Pflegestützpunkten und von COMPASS sind folgende:

Anspruch auf eine Pflegeberatung nach § 7a SGB XI haben gesetzlich und privat versicherte Personen. Der Anspruch ist bundeslandunabhängig:
– systematische Erfassung und Analyse des Hilfebedarfs,
– Anfertigung eines individuellen Versorgungsplans,
– Hinwirken auf die Umsetzung des Versorgungsplans,
– Auswertung und Dokumentation der Hilfeprozesse bei besonders komplexen Hilfebedarfen,
– Information über Leistungen zur Entlastung der Pflegepersonen

Gesetzlich Versicherte gehen in einen Pflegestützpunkt ihrer Wahl (§ 7c SGB XI) für die Pflegeberatung. Pflegestützpunkte sind bundesweit nicht einheitlich aufgebaut, weil die Länder selbst darüber entscheiden
Ein Pflegestützpunkt hat folgende Aufgaben (§ 7c SGB XI):
– umfassende sowie unabhängige Auskunft und Beratung zu den Rechten und Pflichten nach dem Sozialgesetzbuch und zur Auswahl und Inanspruchnahme der bundes- oder landesrechtlich vorgesehenen Sozialleistungen und sonstigen Hilfsangebote,
– Koordinierung aller für die wohnortnahe Versorgung und Betreuung in Betracht kommenden gesundheitsfördernden, präventiven, kurativen, rehabilitativen und sonstigen medizinischen sowie pflegerischen und sozialen Hilfs- und Unterstützungsangebote einschließlich der Hilfestellung bei der Inanspruchnahme der Leistungen,
– Vernetzung aufeinander abgestimmter pflegerischer und sozialer Versorgungs- und Betreuungsangebote

Privat Versicherte nutzen das Angebot der Firma COMPASS – Private Pflegeberatung für eine Pflegeberatung. Deren Angebot ist bundesweit einheitlich

Wichtige Paragrafen

Die beiden Paragrafen 7a SGB XI und 7c SGB XI sind die Handlungsgrundlage für das Case Management in der Pflegeversicherung, weil sie den rechtlichen Rahmen für Fallsteuerung (Case Management) und den Aufbau von Netzwerken (Care Management) bieten.

> **Praxistipp** Der Spitzenverband Bund der Pflege-kassen hat zum 7. Mai 2018 Richtlinien zur ein-heitlichen Durchführung der Pflegeberatung nach § 7a SGB XI erlassen. Diese Richtlinien wurden mit Beschluss vom 20.12.2021 geändert und sind zum 14.01.2022 in Kraft getreten. Neu sind beispielsweise das Angebot einer Video-Pflegeberatung als digitales Angebot (Pflegeberatungs-Richtlinien, Abschn. 1.8) sowie die Möglichkeit zum elektronischen Datenaus-tausch innerhalb einer Versorgungsplanung (Pflege-beratungs-Richtlinien, Abschn. 2.3.3).
>
> Weitere Informationen im Internet unter https://www.gkv-spitzenverband.de/media/dokumente/pflegeversicherung/beratung_und_betreuung/pflegeberatung/20211220__Pflegeberatungs-Richt-linien.pdf (Stand: 02.07.2023).

Pflegeberatung kann sich unterscheiden je nach Bedarf der Nutzer*innen:

Informationen	– z. B. zur Beantragung eines Pflegegrads, – zu Leistungen aus der Pflegeversicherung, – die Weitergabe einer Telefonnummer eines Pflege-dienstes,
Beratung	– z. B. zu wohnumfeldverbessernden Maßnahmen, – zu Pflegehilfsmitteln, – zu Angeboten für pflegende Angehörige,
Case Management	– zur Sicherstellung einer kontinuierlichen und auf-einander abgestimmten Versorgung

6.1.1 Projekt „Werkstatt Pflegestützpunkte"

Das Kuratorium Deutsche Altershilfe (KDA) hat im Rahmen des Bundesmodellprojekts „Werkstatt Pflegestützpunkte" in der Zeit von November 2007 bis Juni 2010 insgesamt 16 Modellpflegestützpunkte begleitet. Es wurde gefragt, welche Leistungen durch Nutzer der Pflegestützpunkte in Anspruch genommen wurden und dafür 2396 Daten ausgewertet. Die Ergebnisse zeigen, dass 48,46 % der Aufsuchenden eine Einzelinformation, 41,8 % eine Beratung und 9,33 % eine Unterstützung durch Case Management bekommen haben (KDA 2010).

6.1.2 Blick nach Österreich

In Österreich gibt es zahlreiche gesetzliche Grundlagen für Case Management. Zu nennen sind z. B ein Case-Management-Angebot für Menschen, die berufsunfähig sind, weil bei ihnen eine vorübergehende Invalidität vorliegt. Das Case Management wird vom Krankenversicherungsträger erbracht (§ 143a Allgemeines Sozialversicherungsgesetz).

Mit dem Arbeits- und Gesundheitsgesetz wurde das Programm „Fit2Work" etabliert. Es richtet sich an erwerbstätige und arbeitslose Personen. Ziele des Programms sind u. a. eine Verminderung von Invalidität und Wiedereingliederung in den Arbeitsplatz nach längerer Krankheit. Weitere Informationen unter http://www.fit2work.at.

Für Jugendliche im Alter zwischen 15 und 25 Jahren wurde das Programm „Jugendcoaching" etabliert. Es unterstützt mit seinem Case-Management- Ansatz Jugendliche bei Problemen in der Familie, Sucht, finanziellen Problemen und Wohnungsnot. Weitere Informationen unter http://www.neba.at/jugendcoaching.

6.2   Ausbildung von Case Manager*innen

Es werden viele Fort- und Weiterbildungen für Care und Case Manager*innen angeboten. Um einen ersten Einblick in die Arbeit von Care und Case Manager*innen zu bekommen oder diese bei ihrer Arbeit unterstützen zu können, mögen einige dieser Angebote interessant und ausreichend sein. Wer jedoch als anerkannte Care und Case Manager*in arbeiten möchte, kommt um eine von der Deutschen Gesellschaft für Care und Case Management (DGCC) zertifizierte Ausbildung nicht herum. Gute Case Manager*innen

- haben das methodische Vorgehen im Case-Management-Prozess verstanden,
- arbeiten mit ihren Klienten kreativ an Lösungen – auch bei komplizierten Sachverhalten und in vermeintlich ausweglosen Situationen,
- setzen passende Instrumente in jeder Phase des Case Managements ein,
- besitzen ein gutes Durchsetzungsvermögen, wenn es um die Umsetzung geht und
- evaluieren die Versorgungsleistungen und reflektieren ihre eigene Arbeit.

6.2.1   Voraussetzungen für die Teilnahme an einer Weiterbildung zum CM

Pflegefachpersonen, die eine Weiterbildung Care und Case Management besuchen möchten, benötigen neben dem Berufsabschluss eine mindestens 3-jährige Berufserfahrung in einem „humandienstlichen Arbeitsfeld". Weiterhin müssen sie mindestens 120 Unterrichtseinheiten (UE) Beratung und 40 UE Sozialrecht nachweisen. Pflegefachpersonen und Sozialarbeiter*innen mit einem Studienabschluss (Diplom, Bachelor oder Master) benötigen eine 1-jährige Berufserfahrung. Weitere Nachweise müssen nicht erbracht werden. Die Weiterbildung zur Case Managerin/zum Case Manager wird durch anerkannte Ausbildungsinstitute angeboten, die oft an Hochschulen angesiedelt sind. Eine Weiterbildung mit einem Umfang von 210 UE ist für die Anerkennung notwendig (DGCC 2019b).

6.2.2 Themenbereiche der Weiterbildung in Deutschland

Eine von der DGCC anerkannte Weiterbildung muss folgende Themenbereiche umfassen:

Theoretische Grundlagen im Umfang von 96 UE:	– Geschichte, Definitionen und Funktionen von Case Management – Konzepte von Case Management – Strategien, Verfahren von Case Management – Phasen des Case Managements – Ethische Dimensionen von Case Management, Nutzer- und Anbieterorientierung, Consumer- vs. Systemorientierung – Gesetzliche Grundlagen des Case Management – Netzwerktheorien und Netzwerkarbeit – Ressourcenanalyse und Ressourcensicherung – Konzepte zur Bedarfsermittlung und Angebotssteuerung – Fallmanagement und Fallsteuerung – Systemmanagement und Systemsteuerung

Rahmenbedingungen und hand-lungsspezifische Inhalte im Umfang von 48 UE:	– Handlungsfeldspezifische Theorien und Anwendungen – Qualitätssicherung im Case Management – Implementierung von Case Management – Organisationale Strukturen von Case Management

Weiterbildungsbegleitend sind Einheiten in selbstorganisierten Arbeits-gruppen und kollegiale Beratung (42 UE) und Supervisionen (24 UE) notwendig

Abgeschlossen wird die Weiterbildung mit einer schriftlichen Arbeit zu einem Case-Management-Thema. Das kann z. B. eine Fallbearbeitung sein oder auch Erfahrungen zur Umsetzung des Case Managements in der eigenen Organisation betreffen. Eine erfolgreiche Teilnahme an der Weiterbildung endet mit einem Abschluss als „zertifizierte*r Case Manager*in (DGCC)".

6.2.3 Themenbereiche der Weiterbildung in Österreich

Die Österreichische Gesellschaft für Care und Case Management hat Richtlinien entwickelt für die Zertifizierung von Case Manager*innen.

Zugelassen werden Pflegende und Sozialarbeiter*innen mit Hochschulabschluss und/oder einer Berufsausbildung. Weiter-hin sind eine 1-jährige Berufserfahrung sowie ein Nachweis zu folgenden Zusatzkompetenzen erforderlich (ÖGCC 2022):

- 60 UE Kommunikation und Gesprächsführung (Beratung, Konfliktmanagement, Verhandlungstechniken und Moderation)
- 30 UE Selbstreflexion
- 24 UE Case-Management-relevante Rechtskenntnisse (erworben in den letzten 5 Jahren vor Lehrgangsbeginn)

Die Weiterbildung umfasst insgesamt 219 UE und setzt sich aus Basismodulen (114 UE), Vertiefungsmodulen (90 UE) und Reflexionsmodulen (15 UE) zusammen (ÖGCC 2022):

Basismodule (114 UE)	Die Basismodule umfassen theoretische und praktische Grundlagen des Case Managements (96 UE) und Zeit für kollegiale Beratung und Supervisionen (18 UE)
Vertiefungsmodule (90 UE)	Hier geht es um arbeitsfeldbezogenes Wissen und Care Management (60 UE) sowie Supervisionen (15 UE) und selbst-organisierte Arbeitsgruppen (15 UE)
Reflexionsmodule (15 UE)	In den Reflexionsmodulen werden Haltung, Ethik und Spannungsfelder in der Arbeit im Case Management bearbeitet

> **Praxistipp** In der Weiterbildung für Case Manager*innen hat die Proges Akademie in Linz ein Lerntagebuch eingeführt. Es wird während der Module durch die Teilnehmer*innen geschrieben. Dadurch kann Gelerntes reflektiert und sich mit Inhalten und Fragen der Umsetzung in die Praxis auseinandergesetzt werden. Weitere Informationen unter: http://www.proges.at.

Inhalte der Basis- und Vertiefungsmodule in der Weiterbildung (aus ÖGCC 2022)
- „Entwicklung und Geschichte im Case Management
- Definitionen und Abgrenzung zu anderen Konzepten
- Sozial- und gesellschaftspolitischer Hintergrund bzw. Rahmenbedingungen
- Funktionen und Rollen im Case Management
- Mögliche Spannungsfelder im Case Management
- Ethische Dimensionen im Case Management

- Prinzipien im Case Management (insb. Ressourcen-orientierung, Partizipation und Empowerment, AdressatInnenorientierung, Ziel- und Lösungs-orientierung)
- Modelle im Case Management
- Phasen im Case Management auf Fallebene (jeweils mit Zielen, Verfahren, Strategien und Rahmenbedingungen)
- Qualitätssicherung und Qualitätsentwicklung im Case Management
- Grundlagen im Bereich der Bedarfsermittlung und Angebotssteuerung
- Vertieftes Verständnis für Case Management als Ent-wicklungsprozess in Organisationen
- Grundlagen für die Gestaltung von Veränderungs-prozessen in Organisationen
- Grundkenntnisse zur Implementierung von Case Management durch Veränderung von Rollen, Spiel-regeln, der Zusammenarbeit und der Abstimmung in Leistungsprozessen
- Netzwerkentwicklung und Kooperation: Aufbau und Steuerung von Netzwerken für die Fallebene und Grundkenntnisse im Aufbau und der Steuerung von Netzwerken auf Systemebene
- Handlungsfeldbezogenes Fach- und Organisations-wissen"

Abgeschlossen wird die Weiterbildung mit einer schrift-lichen Arbeit und einer Prüfung. Die Prüfung besteht aus einer Präsentation der Abschlussarbeit und einem Kompetenzgespräch.

Eine erfolgreiche Teilnahme an der Weiterbildung endet mit einem Abschluss als „zertifizierte*r Case Manager*in (ÖGCC)".

6.2.4   Verbleibstudie

2015 führten wir eine Verbleibstudie durch. Ihr lag die Frage zugrunde, was aus den von uns in der akademischen Weiter-

bildung zertifizierten Case Manager*innen geworden ist. Der
Gedanke, an der Alice Salomon Hochschule Berlin (ASH) Care
und Case Manager*innen nach den Standards der Deutschen
Gesellschaft für Care und Case Management (DGCC) auszu-
bilden, fand schnell Akzeptanz. Denn diese Weiterbildung passt
gut in das Profil der Hochschule. Die ASH mit ihrer langen Aus-
bildungstradition sozialer Berufe setzt sich seit ihrer Gründung
im Jahr 1908 für die gesellschaftliche Anerkennung der sozial-
arbeiterischen, pflegerischen und erzieherischen Berufe ein, die
zu jener Zeit noch weniger ausdifferenziert und voneinander
unterschieden waren. Alice Salomon, die Gründerin der
ASH, stand für eine Gleichstellung der Arbeit von Frauen und
Männern und promovierte zu diesem Thema als erste Frau an der
heutigen Humboldt Universität in Berlin.

Die Initiative zur Weiterbildung im Care und Case
Management wurde zudem durch das Pflege-Weiterentwicklungsgesetz (PfWG) 2008 beflügelt. Denn dieses Gesetz
nahm die Beratung und Unterstützung von Menschen mit Pflege-
bedarf in die Regelversorgung auf. Kommunen und Sozialhilfeträger erhielten die Möglichkeit, Pflegestützpunkte zu errichten
und in ihnen eine Case-Management-gestützte Beratung und
Versorgungskoordination anzubieten.

Der Wunsch nach Professionalisierung der Beratung pflegebedürftiger Menschen und deren Angehörigen führte zur
Konzeptionierung eines Zertifikatskurses „Care und Case
Management in der Pflegeberatung und in Pflegestützpunkten
– Schwerpunkt: Chancengleichheit und Klientenzentrierung",
der 2009 zum ersten Mal im Rahmen der akademischen Fort-
und Weiterbildung der ASH durchgeführt wurde und von
Beginn an die Anerkennung der DGCC besaß. Im Herbst 2018
hat die 10. Ausbildungsgruppe begonnen. Der Titel unserer
akademischen Weiterbildung hat sich mittlerweile verändert. Er
heißt nun „Care und Case Management in humandienstlichen
Arbeitsfeldern", um die Interdisziplinarität des Teams und der
Teilnehmenden klarzustellen. Der Schwerpunkt der Chancengleichheit ist geblieben.

Bisherige Teilnehmende

Im Zeitraum von 2009–2015 haben in 8 Gruppen 123 Personen an unserer Weiterbildung teilgenommen. 121 Personen haben nach erfolgreichem Abschluss das Zertifikat der DGCC erhalten. Das Hochschulzertifikat wurde 120-mal vergeben. Zum Zeitpunkt der Verbleibstudie war die Weiterbildung zum 2. Mal durch die DGCC zertifiziert. Zwei Studentinnen (Franziska Bielau und Anna Richter) führten im Rahmen ihrer Abschlussarbeiten die Befragung durch.

Zusammensetzung der Teilnehmenden

In unseren Weiterbildungen nahmen 2 große Berufsgruppen teil. Die größte aus dem Bereich der Pflege mit 45 Gesundheits- und Krankenpfleger*innen, 41 Student*innen des Gesundheits- und Pflegemanagements, 4 Personen mit abgeschlossenem Studium des Gesundheits- und Pflegemanagements sowie 3 Personen aus der Altenpflege. Gefolgt von der Gruppe aus der Sozialen Arbeit mit 23 Personen sowie 2 Studierenden (s. Tab. 6.1).

Tab. 6.1 Zusammensetzung der Teilnehmer*innen nach Berufsausbildung/ Studium (n = 123)

Anzahl	Beruf/Studium
45	Gesundheits- und Krankenpfleger*in
41	Student*in Gesundheits- und Pflegemanagement
23	BA/Diplom Soziale Arbeit
4	BSc/MSc/Diplom Gesundheits- und Pflegemanagement
3	Altenpfleger*in
2	Student*in Soziale Arbeit
2	Student*in Diplom Pädagogik
1	Student*in Diplom Rehabilitationspädagogik
1	Student*in der Heilpädagogik
1	Mitarbeiter*in im Jobcenter
123	Insgesamt

Methodisches Vorgehen

Die Befragung fand im Zeitraum vom 13. April–3. Mai 2015 statt. Allen, bis zu diesem Zeitpunkt von uns ausgebildeten Case Manager*innen der ASH Berlin, die erreichbar waren (n = 105), wurde per E-Mail der Link zum Fragebogen zugeschickt.

Der Fragebogen enthielt Dimensionen zu erlernten Fähigkeiten, Erwartungen, Arbeitsumfang sowie zu soziodemografischen Daten. Er bestand aus offenen und geschlossenen Fragen. Pretests wurden vor der Befragung hinsichtlich Verständlichkeit und Praktikabilität des Fragebogens durchgeführt. Entsprechend der Rückmeldungen wurde der Fragebogen überarbeitet.

Die Datenerhebung und -auswertung fand mithilfe des Computerprogramms Quamp statt. Dem explorativen Charakter der Befragung folgend, wurden die statistischen Daten vorwiegend deskriptiv, die offenen Fragen inhaltsanalytisch ausgewertet.

Alle Daten wurden pseudonymisiert erhoben und ausgewertet, sodass keine Rückschlüsse auf einzelne Personen möglich sind.

Ergebnisse

40 Personen nahmen an der Befragung teil. Das entspricht einem Rücklauf von 42 %. Der überwiegende Anteil der Teilnehmenden an der Befragung hat eine Ausbildung in der Gesundheits- und Krankenpflege (n = 20) oder ein abgeschlossenes Studium der Sozialen Arbeit (n = 16). Jeweils eine Person hat einen Abschluss in der Altenpflege oder in der Heilerziehungspflege. Zwei Personen antworteten mit „Sonstiges".

Der größte Anteil der Teilnehmenden der Befragungen arbeitet im Krankenhaus (n = 19). In ambulanten Pflegediensten sind 5 Personen beschäftigt, 3 arbeiten in der Pflegeberatung und eine Person in einer Altenpflegeeinrichtung.

Persönliche Fähigkeiten und Erwartungen

Auf die Frage, ob sich die persönlichen Fähigkeiten durch unsere Weiterbildung verändert haben, nannten die Befragten die beiden Gebiete Wissen und Kommunikationsfähigkeiten am häufigsten (s. Abb. 6.1).

Infolge der Weiterbildung hat/haben sich mein/meine ...verbessert.	Ja (2)	Teilweise (1)	Nein (0)	Keine Angabe (999)
Wissen	72%	21%	8%	–
Fertigkeiten	29%	53%	18%	–
Kommunikationsfähigkeit	36%	38%	23%	3%
Konfliktmanagement	18%	50%	29%	3%

Abb. 6.1 Veränderte Fähigkeiten durch die Weiterbildung

Antworten Modus: Ja, die Weiterbildung hat meine Erwartungen erfüllt.	Absolut	Prozent
Ja, die Weiterbildung hat meine Erwartungen erfüllt.	20	51,3%
Die Weiterbildung hat meine Erwartungen teilweise erfüllt.	15	38,5%
Nein, die Weiterbildung hat meine Erwartungen nicht erfüllt.	3	7,7%
Keine Angabe	1	2,6%
Gesamt	39	100,0%

Abb. 6.2 Erwartungen an die Weiterbildung

Bei 51 % (n = 20) der Teilnehmenden haben sich die
Erwartungen an unsere Weiterbildung erfüllt. 15 Personen
(38,5 %) antworteten mit „teilweise erfüllt" (vgl. Abb. 6.2).

In einer offenen Frage wurde nach der Begründung für
eine erfüllte, teilweise oder nicht erfüllte Erwartung gefragt.
Die Absolvent*innen antworteten in Freitexten darauf. Die
Erwartungen haben sich insbesondere erfüllt, weil „Möglichkeiten aufgeführt wurden, wie […] die eigene Arbeit noch
besser strukturiert […] und somit die Effizienz " verbessert
werden kann. Weiterhin wurden durch unsere Weiterbildung
die Zusammenhänge des Gesundheitswesens erkannt, wodurch
„die eigene Arbeit optimiert werden und die Qualität gesichert"
werden kann. Profitiert haben die Absolvent*innen durch
Gruppenübungen innerhalb der Module, weil sie erlerntes
Wissen und erlernte Fähigkeiten vertiefen und reflektieren
konnten und der „Austausch mit allen Mitstreitern […]
interessant und sehr kommunikativ und lehrreich" war. Insbesondere gibt es eine hohe Zufriedenheit, weil unsere Weiterbildung mit einem hohen Praxisbezug erlebt wurde. Wissen

und Fähigkeiten können „im täglichen Arbeitsablauf umgesetzt werden". Eine weitere Rückmeldung war, dass „durch die Weiterbildung [...] mein Wunsch verstärkt [wurde], in der Beratung tätig zu sein".

Bei 3 Absolvent*innen haben sich die Erwartungen an unsere Weiterbildung teilweise erfüllt. Sie mussten ihrer Meinung nach zu stark auf die Gruppenmitglieder Rücksicht nehmen, die weniger erfahren im Care und Case Management waren. Sie erlebten „Fähigkeiten und Fertigkeiten stark unterschiedlich" in ihren Gruppen.

Arbeit und Verdienstmöglichkeiten im Case Management
Von 40 Teilnehmenden unserer Befragung gaben 9 Personen an, zu 50 % und mehr ihrer Arbeitszeit im Case Management zu arbeiten, 14 Personen arbeiten nicht im Case Management. Dabei wurde nicht detailliert erhoben, ob z. B. Instrumente des Case Managements trotzdem in der täglichen Arbeit genutzt werden.

Auf die Frage, ob sich der Verdienst nach Abschluss der Weiterbildung verändert hat, antworteten 24 Personen. Bei 11 Absolventen*innen gibt es bisher keine Veränderung des Verdienstes. Bei 8 Befragten hat sich hingegen der Verdienst mit der Weiterbildung erhöht. Drei Personen machten keine Angabe. Bei 2 Personen ist der Verdienst geringer, weil Schichtzulagen durch veränderte Arbeitszeiten wegfallen (vgl. Abb. 6.3). Veränderte Arbeitszeiten haben 37,5 % zurückgemeldet. Ob der Wechsel vom Schicht- in den Regeldienst angestrebt und als positiv erlebt wird, wurde nicht erfragt.

Antworten Mittelwert: 61.7	Absolut	Prozent
Gar nicht	14	42,4%
Bis 25%	6	18,2%
26 bis 50%	2	6,1%
50% und mehr	9	27,3%
Keine Angabe	2	6,1%
Gesamt	33	100,0%

Abb. 6.3 Veränderung des Verdienstes nach der Weiterbildung

Antworten Modus: Ja, ich würde sie weiterempfehlen.	Absolut	Prozent
Ja, ich würde sie weiterempfehlen.	28	87,6%
Ich würde sie teilweise weiterempfehlen.	9	24,3%
Nein, ich würde sie nicht weiterempfehlen.	3	8,1%
Gesamt	37	100,0%

Abb. 6.4 Weiterempfehlung

Zufriedenheit
Abschließend wurde die Zufriedenheit insgesamt erhoben, indem gefragt wurde, ob die Befragten den Zertifikatskurs weiterempfehlen würden. Die Rückmeldung zur Zufriedenheit mit der CCM-Weiterbildung an der Alice Salomon Hochschule ist erfreulich hoch. 67,6 % der Befragten würden den Zertifikatskurs weiterempfehlen (vgl. Abb. 6.4).

Fazit
Die Ergebnisse haben uns gefreut – insbesondere die hohe Rate der Weiterempfehlung. Allerdings zeigen die Daten über den aktuellen Verdienst der weitergebildeten Case Manager*innen, dass das von Gründung der Hochschulen an bestehenden Anliegen einer gerechten Entlohnung gesundheitlich-sozialer Dienste immer noch nicht erreicht ist. Nicht alle Befragten antworteten auf die Frage zum Verdienst, und hier waren es nur 8, die über einen Mehrverdienst nach Weiterbildung berichten konnten.

Aus dem Grund möchten wir anregen, bei den Überlegungen zur Verbesserung der Care-und-Case-Management-Weiterbildung (Case Management 2.0) mit zu berücksichtigen, wie aktuellen und zukünftigen Arbeitgebern der Nutzen der Weiterbildung besser deutlich gemacht werden kann, damit sie zu einer besseren Entlohnung zertifizierter Case Manager*innen motiviert werden können.

Berufsfelder für Case Manager*innen
Als Care und Case Manager*in gibt es Stellen in stationären und ambulanten Versorgungseinrichtungen, Versicherungen,

Betrieben, Pflegestützpunkten usw. Darüber hinaus gibt es auch selbständige Case Manager*innen, die von Patient*innen oder Familien beauftragt werden, wenn ein umfassender Bedarf feststeht.

6.3 Zertifizierungsweisen

6.3.1 Ausbilder*innen und Ausbildungsinstitute in Deutschland

Die Deutsche Gesellschaft für Care und Case Management (DGCC) hat Kriterien für Institute und deren Ausbilder*innen formuliert.

Institute, die Case Manager*innen ausbilden, haben eine verantwortliche Leitung und mindestens 2 zertifizierte Ausbilder*innen. Die Institute müssen weiterhin ein schriftliches Curriculum vorlegen, das den Ausbildungsstandards der DGCC entspricht. 80 % der Lehrinhalte müssen von zertifizierten Ausbildern übernommen werden. Ausbildungsinstitute sind Mitglied in der DGCC; sie lassen ihre Anerkennung als Ausbildungsinstitut nach 4 Jahren rezertifizieren. Mindestens 1-mal jährlich nehmen Vertreter des Ausbildungsinstituts an einem Qualitätszirkel der DGCC teil (DGCC 2020).

Für Case-Management-Ausbilder*innen, die in Instituten arbeiten, gelten folgende Kriterien für eine Anerkennung nach der DGCC (2020):

1. Abgeschlossene Ausbildung als Case Manager*in (DGCC) im Sinne der Standards und Richtlinien.
2. Nachweis einer mindestens 3-jährigen Berufserfahrung, davon 2 Jahre als Case Manager*in nach Abschluss der Case-Management-Weiterbildung. Dieser Nachweis ist mit einer Referenz von Personen zu versehen, die die berufliche Entwicklung der Antragsteller*in begleitet haben.
3. Nachweis über die eigene pädagogische Eignung und didaktischen Fähigkeiten von 168 Fort- und Weiterbildungsstunden. Die Fortbildungserfahrungen müssen

sich nicht zwingend auf Case Management beziehen, aber mindestens 48 h sind im Rahmen einer zertifizierten Case-Management-Weiterbildung zu erbringen: als Kotrainer*in an einem anerkannten Institut mit Empfehlung einer DGCC-zertifizierten Ausbilder*in.

4. Eine schriftlich dokumentierte und wissenschaftlich reflektierte Falldarstellung der eigenen Case-Management-Praxis, die sich über alle Phasen des Case Managements erstreckt.

5. Die Verpflichtung der Ausbilder*innen zur Qualitätssicherung regelt die Zertifizierungsordnung.

6. Für zertifizierte Case-Management-Ausbilder*innen ist die Mitgliedschaft in der Deutschen Gesellschaft für Care und Case Management Pflicht.

6.3.2 Betriebe in Deutschland

Seit 2020 gibt es in Deutschland die Möglichkeit einer Zertifizierung von Organisationen nach den Standards der DGCC. Grundlage einer Zertifizierung bietet eine Auditcheckliste, die in 7 Kapiteln CM-relevante Anforderungen und Auditfragen formuliert und sich an der DIN ISO 9001 orientiert. Ein Audit umfasst ein Gespräch mit der Einrichtungsleitung, eine Begehung der Einrichtung sowie ein Gespräch mit Klient*innen.

Die Auditcheckliste besteht aus folgenden 7 Kapiteln:

1. CM im Kontext der Organisation: In diesem Kapitel geht es um den Gesamtrahmen, in dem Handbuch gefragt, das sich an den Leitlinien der DGCC orientiert.

2. Führung: Dieses Kapitel thematisiert die Führungsverantwortung, die für die Umsetzung, Aufrechterhaltung und Weiterentwicklung des CM relevant ist. Unter anderem wird nach Verantwortlichkeiten für das CM gefragt sowie nach Aufgabenbeschreibungen für Case Manager*innen und Leitungen.

3. Einbezug des CM in die Planung der Organisation: Hier steht vor allem eine fortlaufende strategische Planung einer

Organisation zur Umsetzung des CM im Vordergrund, in dem es zum Umgang mit Risiken und Chancen, zu Qualitätszielen sowie einer Planung von Änderungen in einer Organisation fragt.

4. Ressourcen und Unterstützung für das CM: Das Kapitel formuliert die Anforderungen an sämtliche Ressourcen, die ein CM benötigt. Es geht z. B. um benötigtes Personal für das CM und dessen Schulung als auch um Fragen zur gesamten, vom CM benötigten Infrastruktur.

5. CM in der konkreten Umsetzung und Steuerung im Betriebsalltag: In diesem Kapitel geht es um die konkrete Planung, Umsetzung und Steuerung des CM im Alltag der Organisation, unter anderem wird gefragt, wie die CM-Phasen umgesetzt werden.

6. Bewertung der Leistung des fallübergreifenden CM: Das Kapitel fragt danach, wie eine Organisation Leistungen rund um das CM fallübergreifend überwacht, reflektiert und bewertet.

7. Kontinuierliche Verbesserung im CM: Dieses Kapitel thematisiert den Umgang mit Fehlern innerhalb von CM sowie Maßnahmen einer kontinuierlichen Verbesserung.

Das Zertifikat gilt für einen Zeitraum von 3 Jahren. Danach ist eine Rezertifizierung erforderlich.

Kosten für eine Zertifizierung: Die Bearbeitungsgebühr beträgt derzeit 300 €. Die Gebühr für das Zertifikat (3 Ausfertigungen) beträgt 50 €. Ein Audittag pro Auditor*in kostet 850 € zzgl. Mehrwertsteuer, Fahrt- und Übernachtungskosten. Je nach Größe der zu zertifizierenden Einrichtung werden ein bis zwei Audittage benötigt (Stand 2022).

Praxistipp Sämtliche Unterlagen für eine Unternehmenszertifizierung nach der DGCC können unter folgenden Link kostenfrei heruntergeladen werden: https://www.dgcc.de/dgcc/zertifizierung-von-organisationen-dgcc-audit/

6.3.3   Betriebe in der Schweiz

Durch das Netzwerk Case Management Schweiz wurden bereits 2009 Qualitätskriterien und Überprüfungsindikatoren für eine Zertifizierung erarbeitet, die 2010 veröffentlicht wurden.

Es geht um die in Abb. 6.5 aufgeführten Kernpunkte, die durch Audits überprüft werden.

Die Kernpunkte sind beschrieben in den Zertifizierungsrichtlinien und mit Überprüfungskriterien hinterlegt. Ein Beispiel aus den Richtlinien zeigt Tab. 6.2. Es geht um eine gute Information über Case Management für Klient*innen.

Die Audits, die mit erfolgreichem Abschluss zu einer Zertifizierung der Einrichtung führen können, werden durchgeführt durch die Schweizerische Vereinigung für Qualitäts- und Management-Systeme (SQS). Eine Rezertifizierung der Einrichtungen findet nach 3 Jahren statt.

▷   **Praxistipp** Weitere Information zur Zertifizierung von Case-Management-Einrichtungen im Internet unter: http://www.netzwerk-cm.ch und http://www.sqs.ch.

Dokumentation und Datenschutz	Screening/Triage	Betriebliche Verankerung
Partner- bzw. Kundenorientierung	**Kernpunkte** im Case Management	Fallsteuerung
Bedarfs- orientierung		Koordination und Kooperation
Ressourcen- orientierung	Verfahrensschritte / CM-Regelkreis	Kontrakt- gebundenheit

Abb. 6.5 Kernpunkte im Case Management. (Mit freundlicher Genehmigung aus Netzwerk Case Management Schweiz 2010)

Tab. 6.2 Beispiel aus den Zertifizierungsrichtlinien für Case-Management-Einrichtungen. (Aus Netzwerk Case Management Schweiz 2010)

Qualitätskriterium	
Die betroffenen Klienten und Klientinnen werden über das Verfahren Case Management und dessen Wirkungsziele informiert	
Beschreibung	**Überprüfungsindikatoren**
Die Organisation verfügt über Informationsmaterial, beispielsweise Informationsflyer, welches Klienten/Klientinnen über das Verfahren Case Management („Was ist Case Management?") sowie über ihre damit verbundenen Rechte und Pflichten informiert. Die Organisation sorgt dafür, dass Betroffene über Sinn und Zweck des Case Managements informiert sind	– Informationsmaterial steht zur Verfügung (Broschüren, Flyer, Internet usw.) Rechte und Pflichten sind schriftlich geregelt und für Betroffene transparent – Eine vom Klient/von der Klientin unterschriebene Bestätigung, wonach er/sie das Informationsblatt erhalten habe und über das Verfahren, die Rechte und Pflichten sowie über Sinn und Zweck des Case Management informiert wurde, liegt vor – Eine Aufklärung über den Prozess des Case Managements, des Auftrags und die damit verbundenen Chancen, Rechte, Pflichten und Verantwortlichkeiten erfolgt in jedem Fall

Literatur

DGCC Deutsche Gesellschaft für Care und Case Management (2019a) Auditanforderungen und Auditcheckliste Case Management. https://www.dgcc.de/wp-content/uploads/2019/10/5_DGCC-Audit-Audit-CL-pdf. Zugegriffen: 22. Nov. 2022

DGCC Deutsche Gesellschaft für Care und Case Management (2020) Richtlinien zur Anerkennung von Ausbildungsinstituten und Ausbilder/innen für den Bereich Case Management im Sozial- und Gesundheitswesen und in der Beschäftigungsförderung. http://www.dgcc.de/cm-aus-bildung/standards/weiterbildungsstandards/anerkennungsrichtlinien. Zugegriffen: 18. Nov. 2022

DGCC Deutsche Gesellschaft für Care und Case Management (2019b) Weiterbildungsrichtlinien – Standards und Richtlinien für die Weiterbildung: Case Management im Sozial- und Gesundheitswesen und in der Beschäftigungsförderung. http://www.dgcc.de/cm-ausbildung. Zugegriffen: 25. Jan. 2023

DGCC Deutsche Gesellschaft für Care und Case Management (2019c) Zertifizierung von Organisationen. Konzept. https://www.dgcc.de/wp-content/uploads/2019/10/1_DGCC-Zert-Konzept.pdf. Zugegriffen: 25. Jan. 2023

Kuratorium Deutsche Altershilfe (KDA) (2010) Was leisten Pflegestützpunkte? Konzeption und Umsetzung Abschlussbericht. Kuratorium Deutsche Altershilfe, Köln

Netzwerk Case Management Schweiz (2010) Qualitätskriterien und Überprüfungsindikatoren im Case Management. http://www.netzwerk-cm.ch/sites/default/files/uploads/qualitaetskriterien_und_ueberpruefungsindikatoren_im_cm_1.pdf. Zugegriffen: 25. Jan. 2023

Österreichische Gesellschaft für Care und Case Management (2022) Zertifizierungsrichtlinien. http://www.oegcc.at. Zugegriffen: 02. Juli 2023

Care und Case Management im Kontext anderer Angebote und Behandlungsprogramme

7

Inhaltsverzeichnis

In der Beschreibung unterschiedlicher Versorgungsformen behinderter, kranker oder pflegebedürftiger Menschen werden Begriffe wie Konzept, Methode, Verfahren, Technik und Programm genannt. Die Vielzahl der Begriffe ist verwirrend und ihre Anwendung ebenso. In diesem Kapitel geht es um das gesetzlich geregelte Angebot des Persönlichen Budgets sowie um die Disease-Management-Programme (DMP). Persönliches Budget und Disease Management lassen sich sehr gut mit dem Verfahren des Care und Case Managements vereinen. Denn das Persönliche Budget soll die Selbstbestimmung durch die eigene Verwaltung des gesetzlich zugestandenen Versorgungsbudgets ermöglichen. Dazu kann die Unterstützung eines Case Managers enorm nützlich sein. Ebenso verhält es sich bei den Disease-Management-Programmen. Hier sollen Menschen mit bestimmten Erkrankungen (Brustkrebs, Diabetes mellitus Typ 1 und 2, koronare Herzkrankheit, chronisch-obstruktive Atemwegserkrankungen, Asthma bronchiale, Herzinsuffizienz) durch koordinierende Maßnahmen (z. B. Informationen, Beratungen, Schulung) während ihrer Therapie begleitet werden. Die statistischen Daten, die im Rahmen des DMP erhoben werden, sollen wiederum Rückschlüsse für die Behandlung dieser Patient*innengruppen liefern. Ein systematisches Behandlungsprogramm auf der Grundlage evidenzbasierter Therapie ist eine sehr gute Basis, auf der Patient*in und Case Manager*in das individuell notwendige Netzwerk aufbauen können.

7.1 Sachleistungen als Persönliches Budget für Menschen mit Behinderungen

Seit 2001 gibt es in Deutschland die Möglichkeit, Sachleistungen als Persönliches Budget in Anspruch zu nehmen. War die Leistungsform bis Ende 2007 eine Kann-Leistung, besteht seit 1. Januar 2008 ein Rechtsanspruch darauf. Berechtigt sind Personen, die einen Anspruch auf Leistungen zur Teilhabe haben.

Gesetzlich geregelt ist das Persönliche Budget in § 29 Absatz 1–4 des 9. Sozialgesetzbuchs (SGB IX).

Darin heißt es, dass u. a. „auf Antrag (…) Leistungen zur Teilhabe durch die Leistungsform eines Persönlichen Budgets ausgeführt (werden), um den Leistungsberechtigten in eigener Verantwortung ein möglichst selbstbestimmtes Leben zu ermöglichen. (…) An die Entscheidung sind die Leistungsberechtigten für die Dauer von sechs Monaten gebunden." (§ 29 Abs. 1 SGB IX).

Einzelne Leistungsgesetze regeln das Verfahren und weitere Zuständigkeiten.

▶▶ **Praxistipp** Das Bundesministerium für Arbeit und Soziales hat eine Broschüre zum Persönlichen Budget zusammengestellt, die kostenfrei heruntergeladen werden kann. Sie umfasst alle gesetzlichen Regelungen zum Persönlichen Budget, die sich aus den Sozialgesetzbüchern I–XII ergeben. Nähere Informationen: https://www.bmas.de.

Ein Persönliches Budget unterstützt Menschen mit Behinderungen in ihrer Selbstbestimmung, ermöglicht ihnen einen „freien" Einkauf ihrer für sie notwendigen Leistungen, macht sie unabhängiger und zu aktiven Entscheidern. In der Praxis zeigt sich allerdings häufig, dass das Persönliche Budget wenig in Anspruch genommen wird (u. a. hierzu Kampmeier et al. 2014). Gründe dafür sind, dass es an Wissen über diese Leistungsform fehlt, Ängste bestehen vor einem erhöhten Organisationsaufwand und eine Beteiligung von mehreren Leistungsträgern und Leistungsanbietern kaum noch überschaubar zu sein scheint. Denn selten tritt nur ein Leistungsträger auf, mit dem Absprachen und Verhandlungen zum Persönlichen Budget zu treffen sind. Häufig sind es mehrere Leistungsträger, die beteiligt werden müssen, um mit dem Persönlichen Budget die Hilfen zu organisieren, die Menschen mit Behinderungen benötigen.

> **Leistungsträger, bei denen das Persönliche Budget beantragt werden kann**
> - Krankenkasse
> - Pflegekasse
> - Rentenversicherungsträger
> - Unfallversicherungsträger
> - Träger der Alterssicherung der Landwirte
> - Träger der Kriegsopferversorgung/-fürsorge
> - Jugendhilfeträger
> - Sozialhilfeträger
> - Integrationsamt
> - Bundesagentur für Arbeit

Die Problematik liegt auf der Hand, wenn mehrere Träger beteiligt sind. Erstens weil durch unterschiedliche Gesetzestexte für die Nutzer*innen auch unterschiedliche Zuständigkeiten zu beachten sind. Zweitens weil die Träger häufig ihre Geldtöpfe danach ausrichten, sie möglichst wenig in Anspruch zu nehmen. Mit anderen Worten heißt das, „Hilfe ja, aber doch bitte nicht von uns". Eine Praxis, die spätestens mit Einführung des Rechtsanspruchs auf ein Persönliches Budget verwundert.

Sind leistungsberechtige Personen nicht in der Lage, ihre Hilfen selbst zu organisieren und zu steuern, sind mehrere Träger und Anbieter zu koordinieren, kann durch Case Management ein wesentlicher Beitrag zu einer Umsetzung eines Persönlichen Budgets gelingen. Dazu braucht es Case Manager, die Menschen mit Anrecht auf ein Persönliches Budget gut beraten und dabei helfen, die ihnen zustehenden Leistungen zu bekommen.

▶ **Praxistipp Literaturtipps zum Vertiefen:**

- Kampmeier AS, Kraehmer S, Schmidt S (Hrsg) (2014) Das Persönliche Budget. Selbständige Lebensführung von Menschen mit Behinderungen. Kohlhammer, Stuttgart
- Kampmeier AS (2010) Realisierung des Persönlichen Budgets in der Hilfe für Menschen mit Behinderungen – Systemisches Case Management als Weg für den Paradigmenwechsel. In: Michel-Schwartze B (Hrsg) „Modernisierungen" methodischen Handelns in der Sozialen Arbeit.: VS Verlag, Wiesbaden, S. 279–304
  Hörtipp: Durch die Hochschule Neubrandenburg und das Ministerium für Arbeit, Gleichstellung und Soziales Mecklenburg-Vorpommern wurde ein Hörbuch zum Persönlichen Budget erstellt. In einer einfachen Sprache wird das Persönliche Budget erklärt und Fallbeispiele genannt. Das Hörbuch kann kostenfrei heruntergeladen werden unter http://www.regierung-mv.de.

7.2 Disease-Management-Programme (DMP)

Disease-Management-Programme wurden 2002 eingeführt. Sie sollen strukturierte Behandlungsprogramme für chronisch kranke Menschen ermöglichen. Sie haben das Ziel,

- die Nutzer über deren gesamten Erkrankungsverlauf zu begleiten, damit ihre Versorgung zu verbessern und sektorenübergreifende Angebote zu schaffen,
- die Qualität der medizinischen Behandlung zu erhöhen,
- die Lebensqualität der Nutzer zu verbessern und
- langfristig Kosten einsparen, weil Über-, Unter- und Fehlversorgungen reduziert werden.

Derzeit gibt es für 10 chronische Erkrankungen Disease-Management-Programme (Bundesversicherungsamt 2022):

- Asthma bronchiale
- Brustkrebs
- Chronische Herzinsuffizienz
- Chronischer Rückenschmerz
- COPD
- Depressionen
- Diabetes mellitus Typ 1 und Typ 2
- Koronare Herzkrankheit
- Osteoporose
- Rheumatoide Arthritis

Die Anforderungen an die DMP sind in den Richtlinien des Gemeinsamen Bundesausschuss (G-BA) nach § 137 f. Absatz 2 SGB V festgelegt.

Die Idee, mithilfe von Disease-Management-Programmen alle beteiligten Leistungsträger und Leistungsanbieter optimal miteinander abzustimmen, um eine Kontinuität der medizinisch-pflegerisch-therapeutischen Versorgung und Begleitung zu ermöglichen, ist gut und unterstützenswert. Wie schwierig die koordinierte Versorgung mithilfe des Disease-Management-Programms ist, zeigt die langsame Entwicklung und Umsetzung der Programme.

Das Care und Case Management kennt diese Schwierigkeiten der Koordination und Sicherung der Kontinuität und begegnet ihnen auf individueller Ebene der einzelnen Patient*innen (Case Management) wie auf Ebene des Systems beim Aufbau von Netzwerken (Care Management). Das Case Management ist darum keine konkurrierende Methode, sondern bietet eine individuelle Ausgestaltung der im Disease Management definierten Behandlung und unterstützt die koordinierte Arbeit aller beteiligten Leistungsträger und -anbieter im Rahmen seiner Netzwerkarbeit.

▶ **Praxistipp** Es liegt eine systematische Übersichts-arbeit zur Wirksamkeit von Disease-Management-Programmen (DMP) zu Diabetes mellitus Typ 2 vor. Die Studie verglich Leistungen der gesetzlichen Krankenkassen mit Leistungen einer Routinever-sorgung. Im Ergebnis zeigen sich positive Effekte durch DMP auf die Lebenszeit und Sterblichkeit. Zum Nachlesen:

- Fuchs S, Henschke C, Blümel M, Busse R (2014) Disease management programs for type 2 diabetes in Germany: a systematic literature review evaluating effectiveness. Deutsches Ärzte-blatt International 111(26), 453–463. https://doi.org/10.3238/arztebl.2014.0453.
  Auch internationale Studien zu DMP zeigen positive Wirkungen für Patient*innen und ihr Umfeld:
- Bijl et al. (2004) (Niederlande): Verbesserte Wirk-samkeit von Vorsorgeuntersuchungen für Patient*innen mit Depression
- Laborde-Castérot et al. (2016) (Frankreich): Geringeres Mortalitätsrisiko
- Kessler et al. (2018) (Frankreich, Deutschland, Spanien, Italien): Weniger Klinikaufenthalte

Literatur

Bijl D, van Marwijk HWJ, de Haan M, van Tilburg W, Beekman AJ (2004) Effectiveness of disease management programmes for recognition, diagnosis and treatment of depression in primary care. The European journal of general practice 10(1), 6–12. https://doi.org/10.3109/13814780409094220

Bundesversicherungsamt (2022) Disease-Management-Programme. http://www.bundesversicherungsamt.de. Zugegriffen: 02. Juli 2023

Fuchs S, Henschke C, Blümel M, Busse R (2014) Disease management programs for type 2 diabetes in Germany: a systematic literature review evaluating effectiveness. Deutsches Ärzteblatt International 111(26):453–463. https://doi.org/10.3238/arztebl.2014.0453

G-BA Gemeinsamer Bundesausschuss (2022) Richtlinie des Gemeinsamen Bundesausschusses zur Zusammenführung der Anforderungen an strukturierte Behandlungsprogramme nach § 137f Absatz 2 SGB V. https://www.g-ba.de/downloads/62-492-2972/DMP-A-RL_2022-06-16_iK-2022-10-01.pdf. Zugegriffen: 25. Nov 2022

Fuchs S, Henschke C, Blümel M, Busse R (2014) Disease management programs for type 2 diabetes in Germany: a systematic literature review evaluating effectiveness. Deutsches Ärzteblatt International 111(26):453–463. https://doi.org/10.3238/arztebl.2014.0453

Kampmeier AS, Kraehmer S, Schmidt S (Hrsg) (2014) Das Persönliche Budget. Selbständige Lebensführung von Menschen mit Behinderungen. Kohlhammer, Stuttgart

Kessler R, Casan-Clara P, Koehler D, Tognella S,Viejo JL, Dal Negro RW et al. (2018) COMET: a multicomponent home-based disease-management programme versus routine care in severe COPD. The European respiratory journal 51(1). https://doi.org/10.1183/13993003.01612-2017

Laborde-Castérot H, Agrinier N, Zannad F, Mebazaa A, Rossignol P, Girerd N et al (2016) Effectiveness of a multidisciplinary heart failure disease management programme on 1-year mortality: prospective cohort study. Medicine 95(37):e4399. https://doi.org/10.1097/MD.0000000000004399

Vier weitere Fallgeschichten und ihr Care und Case Management

8

Inhaltsverzeichnis

© Springer-Verlag GmbH Deutschland, ein Teil von Springer Nature 2023

I. Kollak und S. Schmidt, *Fallübungen Care und Case Management*, https://doi.org/10.1007/978-3-662-67053-8_8

8.1 Fallgeschichte 1: Berrin Dilara – Depression nach Brustkrebsbehandlung

Während einer Nachuntersuchung berichtet Frau Dilara (42) der Gynäkologin von ihren andauernden Schlafstörungen und ihrer mehr und mehr abnehmenden Energie. Sie fühle sich ständig müde und antriebslos und kann sich nur noch sehr schwer konzentrieren, sagt sie. Die Ärztin sieht sich die aktuellen Laborwerte an, die für den Zustand nach einer abgeschlossenen Brustkrebsbehandlung gut sind. Allerdings hat Frau Dilara sichtbar abgenommen. Sie habe im Augenblick tatsächlich überhaupt keine Lust aufs Essen.

Sie sagt der Ärztin: „Das Kochen, Einkaufen und Haushaltführen strengt mich unglaublich an", sagt Frau Dilara ihrer Ärztin. „Und mit meiner Arbeit läuft es auch nicht besser. Mich interessiert das alles überhaupt nicht. Die Kolleginnen und Kollegen sind alle sehr nett und unterstützen mich. Sie kennen mich ja auch, wenn ich fit bin und gerne arbeite.

Ebenso wenig schaffe ich es im Augenblick, meinen alleinstehenden Vater zu besuchen. Ich habe nicht die Kraft, ihm zuzuhören. Ich bin schon froh, wenn ich es ab und zu einmal schaffe, ihn anzurufen. Er möchte so gerne, dass ich zu seinem Hodscha gehe. Aber ich kenne diesen Mann nicht und bin schon zu lange hier, um einem Hodscha zu vertrauen. Das mag ein Vorurteil sein. Aber so denke ich.

Leider gehe ich auch nicht mehr zu meiner Yogagruppe. Die hatte ich nach der Operation angefangen. Die Klinik hatte eine Yogaklasse als Therapieergänzung angeboten. Nun sind meine Kontakte zu den Frauen aus der Gruppe eingeschlafen.

Aber auch meine langjährigen Freundinnen sehe ich so gut wie gar nicht mehr. Sie rufen mich immer mal wieder an und sagen, dass sie mir jederzeit helfen wollen. Aber wie sollen sie mir helfen? Oft gehe ich schon gar nicht mehr ans Telefon, wenn es klingelt. Mir ist es zu viel, mir ihre Geschichten anzuhören oder über mich zu sprechen.

Unser ganzes Familienleben ist auf einem Tiefpunkt. Meine ältere Tochter (18) hat gerade ihr Abitur gemacht und möchte gerne studieren. Was sie genau studieren will und wo sie am besten studieren sollte, müssten wir gemeinsam beraten. Aber dazu fehlt mir die Energie.

Auch mein Sohn (16) benötigt Unterstützung. Er hat die letzte Versetzung mit Ach und Krach geschafft. Er muss sich im neuen Schuljahr mehr um seine Hausarbeiten kümmern und für die Klausuren lernen.

Meine jüngere Tochter (13) saß bei dem tödlichen Autounfall meines Mannes vor fast 6 Jahren mit im Auto. Sie ist seitdem sehr still und weint manchmal. Die Ergotherapie hat ihr sehr gut geholfen. Aber die Kasse hat eine weitere Ergotherapie abgelehnt. Ich müsste mit der Krankenversicherung reden und zusehen, dass die Ergotherapie weiter geht.

Aber zu alldem habe ich keine Energie. Ich fühle mich für alles zu müde und zu schwach. Am liebsten würde ich im Bett bleiben und schlafen und mich um nichts und niemanden kümmern. Ich brauche ein Wunder, damit ich eines Tages wieder aufwache und alles wie vorher ist."

Die Ärztin erkennt die depressive Verstimmung von Frau Dilara und vermittelt ihr einen Termin bei einem Case Manager in einem kooperierenden Pflegestützpunkt.

8.2 Das Care und Case Management für Berrin Dilara

Das Care und Case Management für Frau Dilara wird in diesem Kapitel mit ausführlichem Text und den dazugehörigen Instrumenten dargestellt.

8.2.1 Aufnahme ins Case Management

Beim 1. Treffen mit Frau Dilara und deren Kindern verschafft sich der Case Manager einen ersten Überblick über die Belastungen, Sorgen und Wünsche sowie mögliche

Finanzierungen. Er erkennt den mehrfachen Versorgungsbedarf und nimmt Frau Dilara vertraglich ins Case Management auf. Er trifft mit ihr folgende Vereinbarungen:

- Frau Dilara stimmt freiwillig dem Case Management zu und hat das Recht, diese Einwilligung jederzeit zurückzuziehen. Sie hat Recht auf eine angemessene Versorgung, auf die Teilnahme an den Fallbesprechungen und ein Mitspracherecht bei der Organisation der Hilfen. Zudem entbindet sie den Case Manager von seiner Schweigepflicht.
- Frau Dilara verpflichtet sich, das Case Management aktiv mitzugestalten, Entscheidungen mitzutreffen und mitzutragen, Ressourcen wahrzunehmen und einzusetzen sowie über Veränderungen ihrer Situation zu informieren.
- Der Case Manager ist berechtigt, Informationen und Daten von Frau Dilara einzuholen, im vereinbarten Rahmen weiterzuleiten und in ihrem Namen zu sprechen sowie das Case Management zu beenden, wenn Frau Dilara gegen die gemeinsamen Vereinbarungen verstößt.
- Der Case Manager ist verpflichtet, sorgfältig mit den Informationen und Daten von Frau Dilara umzugehen, ihr Inhalte und Abläufe der Versorgung verständlich zu machen, damit sie darüber entscheiden und mitwirken kann. Sie verpflichtet sich, die Bedürfnisse und Interesse von Frau Dilara zu beachten, ihr Vor- und Nachteile von Entscheidungen zu erklären, Lösungsvorschläge zu machen und die Qualität der Leistungen zu überprüfen.

8.2.2 Assessment

Das Assessment erfolgt während des 2. Treffens und findet in der Wohnung von Frau Dilara statt. In dem Gespräch geht es um die Versorgungsplanung. Die Kinder nehmen zeitweise an dem Gespräch teil.

Der Case Manager möchte zuerst von Frau Dilara erfahren, was ihr aktuell in welchem Maße wichtig ist und wie zufrieden sie damit ist. Der Case Manager nutzt dazu einen Fragebogen

Abbildung XXX FLQM zur Lebensqualität von Frau Dilara (Eigene Darstellung)

Lebensbereiche	Zufriedenheit						Wichtigkeit					
Gesundheit	1	2	3	4	5	**6**	**1**	2	3	4	5	6
Kinder	1	2	3	4	5	**6**	**1**	2	3	4	5	6
Vater	1	2	3	4	5	**6**	1	2	**3**	4	5	6
Freundinnen	1	2	3	4	**5**	6	1	2	3	**4**	5	6
Arbeit	1	2	3	**4**	5	6	1	2	3	4	**5**	6

Abb. 8.1 FLQM zur Lebensqualität von Frau Dilara

zur Lebensqualität multimorbider Menschen (FLQM), der im Rahmen einer Dissertation entwickelt wurde (Holzhausen 2009).

Er fragt zunächst, welche Lebensbereiche Frau Dilara wichtig sind und trägt sie in die Tabelle ein. Dann soll Frau Dilara in Form von Noten ausdrücken, wie unterschiedlich zufrieden sie im Hinblick auf diese Lebensbereiche ist. Eine 1 steht für „sehr zufrieden", eine 6 für „ganz unzufrieden". Daran anschließend soll Frau Dilara in gleicher Weise bewerten, wie hoch sie die Bedeutung dieser Lebensbereiche für ihr persönliches Wohlergehen bewertet. Hier steht die 1 für „sehr wichtig" und die 6 für „sehr unwichtig". Die Abb. 8.1 veranschaulicht die Antworten und Bewertungen von Frau Dilara.

Frau Dilara lässt sich das Ergebnis vom Case Manager erklären. Der sagt zu ihr: „Am meisten belastet Sie die ständige Müdigkeit und Antriebslosigkeit. Mit den Beziehungen zu ihren Kindern und zu ihrem Vater sind Sie äußerst unzufrieden. Ihre Genesung sowie die Verbesserung ihrer Beziehungen zu den Kindern haben für Sie oberste Priorität. Danach streben Sie eine Verbesserung des Verhältnisses zu ihrem Vater an. Sie sind mit der Beziehung zu Ihrem Vater sehr unzufrieden, fühlen aber, dass es Ihnen zuerst selbst besser gehen muss, damit Sie sich um ihn kümmern können. Auch mit Ihren Freundschaften und Ihren Arbeit sind Sie wenig zufrieden. Dabei haben die Beziehungen zu Freundinnen eine höhere Bedeutung für Sie als Ihre Arbeit."

Depressionen treten bei Menschen nach Krebsbehandlung verhältnismäßig häufiger auf als bei Vergleichsgruppen gesunder Menschen (Walker et al. 2021; Götze et al. 2020). Das weiß der Case Manager aus Studien. Auch die Anzeichen für Depressionen kennt er aus der Fachliteratur (Kollak 2023).

Im weiteren Verlauf ihrer Unterhaltung nimmt der Case Manager die persönlichen Ressourcen von Frau Dilara auf. Sie erstellen gemeinsam folgende Übersicht.

Persönliche Beziehungen

- Die Beziehung zu ihren Kindern ist stabil und belastbar
- Mit ihrem Vater versteht sie sich meistens gut
- Mit ihren Freundinnen hat sie schon viel gelacht und gelitten

Materielle Ressourcen

- Sie ist gesetzlich krankenversichert
- Sie hat einen sicheren Arbeitsplatz
- Die Familie ist schuldenfrei
- Die Mietwohnung ist bezahlbar, den Hausbesitzer kennt sie gut

Persönliche Stärken

- Sie hat den Verlust ihres Mannes überstanden
- Sie hat ihre Krebserkrankung gut überstanden
- Sie ist an Freundschaften interessiert und hält normalerweise Kontakte aufrecht
- Sie hat keine Angst vor einer psychischen Diagnose

Bisherige formale Hilfen

- Sie fühlt sich von ihrer Gynäkologin gut betreut
- Sie kennt ihre Hausärztin schon seit Jahren

Um sich die aktuelle Beziehungs- und Versorgungssituation deutlich zu machen, nutzt der Case Manager im weiteren Gesprächsverlauf folgendes Schaubild (Abb. 8.2). Mit schwarzer Schrift trägt er die bestehenden Beziehungen und professionellen Hilfen ein. In roter Schrift setzt er die neu anzubahnenden oder neu zu belebenden Hilfen dazu.

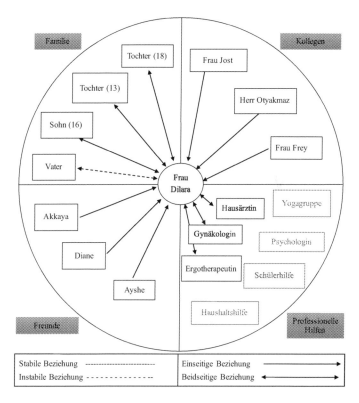

Abb. 8.2   Die aktuelle Beziehungs- und Versorgungssituation von Frau Dilara.
(Eigene Darstellung)

8.2.3   Planung und Monitoring

Mithilfe eines Formblatts erarbeitet der Case Manager mit
Frau Dilara die ersten Schritte der Versorgung. Sie gehen von
den beiden zentralen Zielen aus, die sich aus den Bewertungen
der Lebensbereiche ergeben hatten (FLQM-Fragebogen). Die
Kinder beteiligen sich an der Planung, machen Lösungsvorschläge und übernehmen Aufgaben. Dabei überlegen sie gleichzeitig, wie durch ein Monitoring gesichert werden kann, dass
alles wie geplant funktioniert (Abb. 8.3).

Hauptziele	Handlungsziele	Verantwortliche Person macht was bis wann	Monitoring
Frau Dilara fühlt sich stärker und motivierter	Frau Dilara beginnt eine Therapie bei einer Psychologin	Der CM vereinbart einen Termin – auch online Beratung	Der CM ruft am nächsten Tag an und nennt den 1. Termin
	Frau Dilara isst regelmäßiger und nimmt zu	Die Familie verabredet sich zum gemeinsamen Essen am Abend	Der CM wiegt Frau Dilara bei jedem Treffen
	Frau Dilara geht wieder zur Yogagruppe	Die ältere Tochter begleitet ihre Mutter zum Termin am 11.7.	Die Tochter schickt dem CM nach dem Termin eine SMS
	Die Familie leistet sich vorübergehend eine Haushaltshilfe	Der CM stellt den Kontakt her. Start am 10.7. Die Kinder machen einen Putzplan für die vier Familienmitglieder	Beim nächsten Treffen der Familie mit dem CM werden Haushalts-hilfe und Putzplan besprochen
	Frau Dilara fährt zur Kur	Frau Dilara geht zur Hausärztin. Die Familie füllt gemeinsam den Antrag an die KV aus	Fertigstellung des Antrags beim Treffen des CM mit der Familie und Versendung (15.7.)
Frau Dilara und die Kinder bekommen die notwendige Unterstützung	Die ältere Tochter geht zur Studienberatung	Die Tochter macht einen Termin bis zum 25.7. aus	Beim letzten Treffen mit dem CM im August sind alle anwesend und beraten das Ergebnis
	Der Sohn holt sich Unterstützung bei der Schülerhilfe	Der CM stellt den Kontakt her und vereinbart den ersten Termin für den 10.7.	Der CM mailt dem Sohn ein Tagebuch für Lernzeiten, Lerninhalte und Erlebtes
	Die jüngere Tochter geht wieder zur Ergotherapie	Der CM spricht mit der KV	Er berichtet vom Ergebnis beim nächsten Treffen

Abb. 8.3 Versorgungsplan und Monitoring für Frau Dilara. *CM* Case Manager, *KV* Krankenversicherung (Eigene Darstellung)

Nachdem alle am Gespräch Beteiligten diese Planung für sinnvoll und machbar halten, setzt der Case Manager ein Datum darunter, unterschreibt und bittet Frau Dilara um ihre Unterschrift. Der gemeinsam unterschriebene Plan geht in Kopie per

Mail an alle Familienmitglieder, damit alle ihn jederzeit einsehen können und sich an die Vereinbarungen und übernommenen Aufgaben erinnern.

8.2.4 Überlegungen des Case Managers zum weiteren Verlauf

Der Case Manager rechnet mit einer deutlichen Verbesserung des psychischen Wohlseins im Verlauf der nächsten Monate. Die Psychologin, an die er Frau Dilara vermitteln will, hat sich auf die Behandlung von Menschen mit Depressionen spezialisiert und ist sehr berufserfahren. Er will sich bei ihr erkundigen, in welchem Umfang die 3 Kinder in die Therapie mit einbezogen werden können. Die Psychologin ist Familientherapeutin und könnte mit der ganzen Familie arbeiten und Lösungen entwickeln.

Es wäre gut, wenn die Kur für Frau Dilara in absehbarer Zeit genehmigt würde, damit sie Zeit für sich hat und ihre seelische Balance zurückgewinnt.

Sobald Frau Dilara wieder mehr Energie hat und ausgeglichener ist, kann sie sich wieder um ihren Vater kümmern, zu dem sie ein gutes Verhältnis hat. Sie kann dann auch entspannter über seine Lösungsvorschläge sprechen, die seinen Herkunftstraditionen entstammen.

Der Case Manager kennt die Yogagruppe des Brustzentrums. Ihr Angebot richtet sich auf eine Verbesserung des psychischen Wohlergehens und eine Erhöhung der körperlichen Fitness nach Brustkrebserkrankung (vgl. Kollak 2021). Es wäre gut, wenn Frau Dilara täglich selbstständig übte. Er wird mit der Yogalehrerin sprechen und sie bitten, einen individuellen Plan für Frau Dilara zu erstellen.

Die Kinder sind durch das Verhalten ihrer Mutter verunsichert. Sie werden ihre Interessen leichter wieder verfolgen können, sobald es ihrer Mutter etwas besser geht. Die ältere Tochter muss sich für ein Studienfach entscheiden und bewerben. Eventuell ist ein Umzug in eine andere Stadt notwendig. Der Sohn hat in der angespannten Situation die Schule schleifen lassen. Die Schülerhilfe kann ihm helfen, seine Zensuren zu verbessern und mehr Lust zum Lernen zu entwickeln. Die jüngste Tochter ist eher introvertiert und schüchtern. Ihr nutzt die Ergotherapie deutlich und sollte unbedingt fortgesetzt werden.

Insgesamt rechnet der Case Manager mit einem 3-monatigen Case Management. Danach ist die Familie wieder gefestigt, hat Entscheidungen getroffen und Fortschritte gemacht. Die weiterhin notwendigen Hilfen können die 4 dann selbst organisieren.

8.2.5   Ende des Case Managements

Nach 3 1/2 Monaten wird der Case Manager den mit Frau Dilara geschlossenen Vertrag auflösen. Für 4 Wochen darauf werden sie einen Telefontermin vereinbaren, um zu überprüfen, ob alles weiterhin zufriedenstellend läuft. Für den Notfall bekommt Frau Dilara eine Telefonnummer. Die beiden werden noch einmal die Namen und Kontakte aller formellen und informellen Hilfen abgleichen. Dann übernimmt Frau Dilara mit Unterstützung ihrer Kinder die Organisation der Versorgung selbst.

8.2.6   Zusammenfassung und Fazit

Bei der Organisation der Versorgung einer an Brustkrebs erkrankten Frau, die aktuell unter einer depressiven Verstimmung leidet und alleinerziehende Mutter von 3 Kindern ist, erweist sich ein kurzes Case Management als äußerst hilfreich. Im Zentrum steht die Versorgung und Entlastung der Frau. Sie soll wieder in Beziehung zu ihrer Familie treten, Hilfe von Freunden annehmen und ihrer Arbeit nachgehen können. Damit das Case Managements gelingt und die Versorgung bald eigenständig von der Frau und ihren Kindern organisiert werden kann, ist eine Einbeziehung von der Planung, über die Nutzung vorhandener Beziehungen und Einbindung neuer Hilfen bis hin zu

Überprüfung aller Zwischenergebnisse notwendig. Wenn das gelingt, kann das Case Management wie geplant enden und von der betroffenen Frau selbst übernommen werden.

8.3 Fallgeschichte 2: Mateusz Bacewicz – Ein Unfall und seine Folgen

Die Case Managerin aus dem Städtischen Krankenhaus wird zu einem Patienten der Neurologie gerufen. Sie soll den vor 3 Tagen operierten Mateusz Bacewicz (25 Jahre alt) ins Case Management aufnehmen. Das 1. Gespräch führt die Case Managerin im Krankenzimmer. Sie erfährt von ihm folgende Krankengeschichte:

„Wahrscheinlich nennt man so etwas Glück im Unglück. Ich hatte es aber gleich 2-mal. Es fing an mit meinem Fahrradunfall vor knapp 2 Wochen. Ich habe auf einer verkehrsberuhigten Straße unterwegs. Ich habe voll in die Eisen getreten, weil ich in Eile war. Die Straße war mit nassem Laub bedeckt. Da habe ich wohl einen Hubbel übersehen und bin darauf ausgerutscht. Weil ich so spät dran war, war mein Fahrradhelm noch im Korb. Ausgerechnet an diesem Tag. Beim Sturz bin ich mit dem Kopf auf die Bordsteinkante gefallen und habe mir eine ganz ordentliche Platzwunde zugezogen. Einige Leute in der Nähe, die bei einem Umzug halfen, kamen sofort zu mir und meinten, dass ich einen Krankenwagen bräuchte. Sie haben den Notarzt verständigt und sich um mich gekümmert. In der Notaufnahme haben sie gesagt, dass wegen der starken Blutung eine Röntgenaufnahme nötig sei. Ich war die ganze Zeit so durcheinander von dem plötzlichen Sturz und Aufprall, dass ich ziemlich durcheinander gesprochen habe. Darum sagte die Ärztin, dass sie auch noch ein CT machen wollte, um zu sehen, ob mein Sprachzentrum betroffen sei. Nach der Aufnahme sagte sie mir, dass es besser wäre, wenn ich im Krankenhaus bliebe. Ich kam auf die Station und erfuhr am nächsten Tag, dass sich in meinem Gehirn ein erbsengroßer Tumor befindet. Sie können sich sicher vorstellen, dass mich diese Diagnose erst einmal völlig umgehauen hat. Nach 3 Tagen wurde ich operiert. Der Tumor wurde entfernt, aber ich hatte während der OP einen leichten Schlaganfall. Die Gewebeuntersuchung ergab, dass es sich um einen Tumor handelt, der nicht mehr gutartig ist, aber auch nicht aggressiv. Allerdings ist es möglich, dass er nach der Behandlung wiederkehrt. Darum soll ich nun eine zytostatische Behandlung bekommen. Die kann ambulant erfolgen. Allerdings habe ich nun das akute Problem, dass ich meinen linken Arm und mein linkes Bein nicht bewegen kann. Die Ärzte gehen davon aus dass ich mich mit Unterstützung einer täglichen Physiotherapie bald wieder normal bewegen kann. Vorübergehend bin ich allerdings auf einen Rollstuhl angewiesen. Ich wohne allein in einer 1-Zimmer-Wohnung mit Küche und Bad. Meine Eltern leben in Breslau. Mein Freund macht eine duale Ausbildung und ist gerade für ein Praktikum in Posen. Er besucht mich am Wochenende, muss aber unter der Woche auf der Arbeit sein."

8.4 Das Care und Case Management für Mateusz Bacewicz

8.4.1 Aufnahme ins Case Management

Die Case Managerin erkennt, dass Herr Bacewicz vorübergehend mehrere Dienste benötigt und selbst nur eingeschränkt handlungsfähig ist. Sie erklärt ihm was Care und Case Management heißt und was es alles umfasst.

Nach seiner mündlichen Einwilligung schließt die Case Managerin einen schriftlichen Vertrag über ein Case Management ab (s. vorangegangenen Abschn. 8.2.1).

8.4.2 Assessment

Sie besprechen, welche Aufgaben anstehen und schreiben alles erst einmal tabellarisch auf.

Die Arbeiten, die Herr Bacewicz selbst erledigen kann, erhalten ein MB, die Arbeiten, die von der Case Managerin übernommen werden, erhalten ein CM.

Körper-pflege	Ernährung	Therapie	Haushalt	Einkauf
Sitzbrett für die Bade-wanne CM	Frühstück und Abend-essen MB	Physio. täg-lich Taxifahrt CM	1 × wöchent-lich ein Putzdienst CM	Bestellung der Lebensmittel MB
Tägliche Körperpflege MB	Mittags Essen auf Rädern CM	Bestrahlung 2 × wöchent-lich CM		

An diesem Punkt beendet die Case Managerin erst einmal das Gespräch. Sie möchte sich zunächst erkundigen, ob die Physio-therapie im Haus stattfinden kann und ob sich die Termine an die Zeiten der Bestrahlung anpassen lassen. Ebenso will die Case Managerin fragen, ob Herr Bacewicz das Essen auf Rädern aus dem Krankenhaus beziehen kann. Dann wäre es gut, wenn er mittags im Krankenhaus essen könnte und nur an den Wochen-enden beliefert würde.

Herr Bacewicz überlegt sich bis zum Treffen am folgenden Nachmittag, was er sich bis in 4 Wochen wünscht zu erreichen.

8.4.3 Planung und Monitoring

Die Case Managerin besucht Herrn Bacewicz am folgenden Nachmittag, um das Gespräch fortzusetzen. Auf die Frage, was Herr Bacewicz bis in 4 Wochen erreicht haben will, äußert er folgende Wünsche:

- Sich wieder möglichst wie vorher bewegen können,
- wenige Nebenwirkungen durch die Tumortherapie,
- Besuch seines Freundes jedes Wochenende,
- Besuch seiner Eltern in den kommenden Wochen und
- eine gute Organisation von Therapie und Haushaltführung.

Bevor die Case Managerin zusammen mit Herrn Bacewicz einen Versorgungsplan erstellt, besprechen sie noch vorweg den genauen Ablauf seiner Entlassung aus dem Krankenhaus. Die Entlassung wird in 2 Tagen sein. Der Rücktransport in seine Wohnung ist bereits organisiert. Die CM hat ein Sitzbrett für die Badewanne dabei, das er vom Krankenhaus ausgeliehen bekommt. Er quittiert den Empfang und sagt die Rückgabe zu, sobald er wieder ohne dieses Hilfsmittel auskommt. Herr Bacewicz wohnt im 5. Stock. Es ist einem Studentenwohnhaus mit Aufzug mit einem Eingang zu ebener Erde. Der Zugang zu seiner Wohnung ist kein Problem. Sie tauschen ihre Telefonnummern aus und verabreden sich zu einem Gespräch am Nachmittag seiner Entlassung. Dann werden sie besprechen, ob die Rückfahrt gut war, die Körperpflege im Bad klappt und der Transfers vom Rollstuhl so funktioniert, wie er es im Krankenhaus bereits geübt hat. Die CM notiert sich, dass er eventuell einen Rollator für zu Hause benötigt, wenn der Rollstuhl fürs Bad zu groß ist. Weiter vereinbaren sie, dass er gleich im Anschluss an dieses Gespräch die von ihm benötigten Lebensmittel bestellt (Abb. 8.4).

Diese Planung erscheint beiden sinnvoll und machbar. Die CM setzt das heutige Datum darunter. Dann geht sie in ihr Büro, druckt den Plan aus und beide unterschreiben und behalten je ein Exemplar. Herr Bacewicz möchte seinem Freund diesen Plan gerne schicken. Die CM sagt zu, ihm die elektronische Version bis zur Entlassung zu schicken.

8.4.4   Überlegungen der Case Managerin zum weiteren Verlauf

Die Case Managerin hat die Physiotherapeutin in der Kantine getroffen und erfahren, dass diese Herrn Bacewicz als recht sportlich einschätzt und davon ausgeht, dass innerhalb der nächsten 4 Wochen mit einem sichtlichen Fortschritt zu rechnen sei. Die CM erzählt von ihren guten Erfolgen mit dem Tagebuch, das die Leute beim regelmäßigen Üben unterstützt (Kollak und Bordiehn 2014).

Die Tumortherapie kann unterschiedliche Nebenwirkungen zeigen. Sollte die Haut durch die Bestrahlung angegriffen

Hauptziele	Handlungsziele	Verantwortliche Person	Monitoring
		macht was bis wann	
Herr Bacewicz	Herr Bacewicz	Die CM hat die Termine	Die CM ruft ihn an
kann sich wieder	bekommt täglich	bereits vereinbart, ein	(Termin) und fragt nach
möglichst	Physiotherapie	Taxi holt ihn täglich ab	dem Verlauf der 1.
uneingeschränkt			ambulanten Physio
bewegen	Er macht täglich 3-mal	Er führt ein Tagebuch	Die CM sieht sich beim 1.
	seine Übungen	und schreibt alle Zeiten	Hausbesuch Übungen
		und Übungen auf	und Tagebuch an
Die	Er geht 2-mal	Er trägt die Zeiten und	Die CM lässt sich die
Tumortherapie	wöchentlich zur	Wartezeiten in eine	Tabelle wöchentlich
verläuft	Bestrahlung	Tabelle ein	mailen
planmäßig	Er nimmt die Zytostatika	Er hat vor der	Die CM lässt sich ein
	nach Plan	Entlassung noch ein	Foto des
		Gespräch mit seiner	Medikamentenplans
		Ärztin, die ihm den	simsen
		Medikamentenplan	
		erklärt	
	Der Hausarzt ist	Die CM prüft, ob	Sie schickt Herrn
	informiert und kann	Entlassungsbericht und	Bacewicz eine SMS über
	unterstützen	Medikamentenplan	den Informationsstand
		beim Hausarzt sind	des Hausarztes bis zum
			1. Hausbesuch
Er kann die	Herr Bacewicz		Sie vereinbaren, dass er
Beziehung zu	telefoniert regelmäßig		sich bei der CM meldet,
seinem Freund	mit seinem Freund		wenn er ihre
und den Eltern	Er ruft seine Eltern		Unterstützung benötigt
aufrechterhalten	jeden Sonntag an		und dass sein Freund
			evtl. bei einem

Abb. 8.4 Versorgungsplan und Monitoring für Herrn Bacewicz. *CM* Case Managerin, *KV* Krankenversicherung (Eigene Darstellung)

werden, gibt es bewährte Salben, die der Hausarzt verschreiben kann. Bei der Einnahme der Zytostatika können Nebenwirkungen auftreten. Aber die sind ganz unterschiedlich. Sie will abwarten, was ihr Herr Bacewicz darüber berichtet und immer aktuell Vorschläge dazu machen wie z. B. Medikamente

			Hausbesuch dabei sein kann
Er ist für die Zeit seiner Therapie krankgeschrieben und behält seinen Status	Die CM gibt ihm bis zur Entlassung die Krankschreibung, die er ins Immatrikulationsbüro schickt. Er hält Kontakt zu Mitstudierenden und besucht online-Seminare	Die Organisation liegt bei Herrn Bacewicz	Er meldet sich bei der CM, wenn es Probleme wegen Stipendium und Aufenthaltsgenehmigung gibt
Die Versorgung klappt	Das Essen auf Rädern kommt an den folgenden vier Wochenenden. Wochentags isst Herr Becewicz im KH-Café für Besucher	Herr Bacewicz meldet sich bei der CM, wenn diese Absprache nicht eingehalten wird	Die CM spricht beim ersten Hausbesuch mit Herr Bacewicz darüber und ist per SMS erreichbar, wenn es akute Probleme gibt
	Herr Bacewicz hat den Supermarkt angerufen und bestellt weiterhin nach Bedarf	Die Organisation liegt bei Herrn Bacewicz	
	Die Haushaltshilfe kommt regelmäßig wöchentlich am Freitag.	Die CM hat den Dienst organisiert. Herr Bacewicz organisiert einen 2. Schlüssel, wenn er freitags nicht zu Hause ist	

Abb. 8.4 (Fortsetzung)

gegen Übelkeit, Kleidungstipps, falls der Haarausfall stark ist oder evtl. unterstützende Hilfe durch Selbsthilfegruppen oder Psychotherapie, wenn er sie darauf anspricht. Für sie ist Herr Bacewicz unter ihren neurologischen Patientinnen und Patienten ein leichter Fall. Er muss sich in seine Situation zuerst noch einfinden, ist aber sehr selbstständig und kann in kurzer Zeit mit deutlichen Verbesserungen rechnen.

Verläuft alles nach Plan – von Therapie über Versorgung bis hin zu stabilen sozialen Beziehungen und Studium – dann wird sie ihn in 4 Wochen aus dem Case Management entlassen können. Danach kann er die dann noch notwendige Organisation selbst organisieren. Am wahrscheinlichsten sind weitere Termine in der Physiotherapie, bei seinem Hausarzt sowie mit den Krankenhausärztinnen und -ärzten.

8.4.5 Ende des Case Managements

Tatsächlich kann nach gut 4 Wochen der zwischen der Case Managerin und Herrn Bacewicz geschlossene Vertrag aufgelöst werden. Er hat die zytostatische Therapie gut vertragen und kann sich ohne Hilfen bewegen.

8.4.6 Zusammenfassung und Fazit

Das Case Management, das noch im Krankenhaus nach der Operation begann und insgesamt gut 4 Wochen dauerte, war sehr sinnvoll. Die Organisation der Therapie und Versorgung bei diesem jungen und selbstständigen Mann, der aber vorübergehend sehr stark eingeschränkt war und sich mit Diagnose und Therapie erst einmal zurechtfinden musste, war hilfreich und machte es ihm möglich, bald wieder für sich selbst sorgen zu können.

8.5 Fallgeschichte 3: Irene Radvan – Pflegebedürftigkeit nach Tumor und OP

Irene Radwan ist 66 Jahre alt und lebt mit ihrem Ehemann im Eigenheim am Stadtrand. Ihre Tochter aus erster Ehe wohnt mit ihrer Frau und 2 Kindern in Spanien. Ihre beiden Kinder aus der Ehe mit Herrn Radwan, eine Tochter und ein Sohn, leben mit ihren Familien eine knappe Autostunde entfernt. Ihre 3 Kinder und deren Partner*innen sind berufstätig. Die Radwans haben insgesamt 5 Enkelkinder, die alle im schulpflichtigen Alter sind. Das Verhältnis untereinander ist gut. Sie telefonieren oft miteinander. An Geburtstagen und Feiertagen trifft man sich im Familien- und Freundeskreis.

Irene Radwan arbeitete bis zu ihrer Berentung vor einem Jahr als Diplom-Chemikerin. Ihr Ehemann ist 7 Jahre jünger und arbeitet vollzeitlich als Sekretär in einer Anwaltskanzlei des Ortes.

Vor 3 Monaten klagte Irene Radwan über Rückenschmerzen. Die Schmerzen waren so stark, dass sie ihre Hausärztin aufsuchte. Diese schickte sie nach eingängiger Untersuchung zum CT. Die Ergebnisse des CT legten den Verdacht eines multiplen Myelom (eine Krebserkrankung, Non-Hodgkin-Lymphom) nahe. Die Diagnostik durch eine hämatologische Ambulanz erhärtete den Verdacht.

Die Hausärztin überwies Frau Radwan zur Behandlung in einem Krankenhaus. Dort wurde ihr zu einer mehrmaligen, 1-wöchigen chemotherapeutischen Behandlung geraten, in die Frau Radwan einwilligte. Daraufhin erhielt sie einen Port für die für 1 Jahr geplante Gabe von hochdosierten Chemotherapeutika. Auf die Woche mit der Chemotherapie sollten 3 Wochen Pause bis zur nächsten Behandlungswoche folgen.

Die ersten 2 Behandlungs- und Anschlusswochen verliefen planmäßig. Irene Radwan konnte ohne Hilfe das Krankenhaus verlassen und sich zu Hause von den Strapazen der Chemotherapie erholen. Eine Veränderung trat in der Woche des 3. Behandlungszyklus auf. Ein Folge-CT zeigte Metastasen an der Brustwirbelsäule. Ihr wurde zu einer Abklärung der Situation durch die orthopädische Abteilung des Krankenhauses geraten, der Frau Radwan zustimmte. Sie stimmte auch der Operation zu, zu der ihr der Orthopäde riet. Unter der Operation gab es schwerwiegende Komplikationen, die zu einer irreversiblen Verletzung des Spinalkanals führten. Irene Radwan war nach der Operation vom 8. Wirbel der Brustwirbelsäule hinab gelähmt.

Irene Radwan wird schwer pflegebedürftig aus dem Krankenhaus entlassen. Sie benötigt Hilfe bei der Körperpflege,

Kleidung und Ernährung. Sie muss katheterisiert werden und hat keine Kontrolle über ihre Stuhlausscheidung.

Ihr Mann verbringt seine Freizeit bei ihr. Die Kinder kommen abwechselnd zu Besuch. Tochter und Schwiegertochter aus Spanien rufen regelmäßig an. Die ganze Familie versucht ihr Mut zu machen und ihren Lebenswillen zu wecken. Irene Radwan war immer sehr lebensfroh und hatte sich auf ihre Zeit als Rentnerin gefreut. Vor ihrer Erkrankung ging sie mit ihren Freundinnen zum Sport und in Cafés. Jetzt ist sie ganz niedergeschlagen.

Irene Radwan hat über ihre Hausärztin das Angebot bekommen, an einer Studie teilzunehmen, bei der bettlägerige Patient*innen 2-mal pro Woche mittels einer Konferenzschaltung Gesundheitsinformationen erhalten und unterhalten werden. Allen Teilnehmenden steht es frei, über die Konferenzzeit hinaus miteinander zu kommunizieren.

Irene Radwan hat zugestimmt, sich in das Case-Management-Programm ihrer Krankenkasse aufnehmen zu lassen.

8.6   Fallgeschichte 4: Andreas Gerber – Situation nach Dickdarmkarzinom

Andreas Gerber, 48 Jahre alt, wurde mit der Diagnose „unklarer Bauch" stationär aufgenommen. Er ist 180 cm groß und wiegt 68 kg. Bisher war er nie ernsthaft krank. Er berichtet, dass er seit etwa einem halben Jahr zunehmend Probleme mit der Verdauung hat. Er klagt über häufige Bauchschmerzen, Blähungen und einen unregelmäßigen und schmerzhaften Stuhlgang – oft mit Blut oder Schleim. Sein Appetit ging ihm vollkommen verloren. In kurzer Zeit nahm er 9 kg ab. Er denkt, dass er für seine in der Vergangenheit häufig praktizierten Diäten bestraft wird.

Nach Untersuchungen stellte sich heraus, dass Andreas Gerber einen Dickdarmtumor hat. Ihm wurde ein Stück des Dickdarms entfernt und ein künstlicher Darmausgang gelegt.

Auffällig ist seine leise Stimme. Er wirkt verschlossen, zurückhaltend und resigniert. Wenn er angesprochen wird, antwortet er freundlich. Er befürchtet, seiner Krankheit und den enormen Herausforderungen nicht gewachsen zu sein. Er war schon vor der Operation bei geringer Belastung erschöpft. Jetzt fühlt er sich schwach, leer und müde. Andreas Gerber grübelt oft darüber nach, wie alles weiter gehen soll. Manchmal hat er ein Gefühl, kaum Luft zu bekommen. Seine Gedanken kreisen ständig um seine Krankheit.

Andreas Gerber ist geschieden und wohnt allein in einer Mietwohnung. Seit seiner Scheidung vor 5 Jahren war er einmal eine neue Beziehung eingegangen, die er aber nach kurzer Zeit wieder beendete. Er hat 2 Söhne, die 18 und 24 Jahre alt sind. Der jüngere Sohn, Tim, lebt bei seiner Mutter im Nachbarort. Er will nach seinem Abitur in 2 Monaten als Au-pair nach Kanada gehen. Er ruft Herrn Gerber ab und zu an. Der ältere Sohn, Ben, ist im letzten Semester seines Bachelorstudiums zum Betriebswirt. Er studiert 300 km entfernt und wohnt im Studentenwohnheim. Er besucht seinen Vater regelmäßig jedes 2. Wochenende und wohnt dann auch im alten Kinderzimmer. Bei seiner Abschlussprüfung ist er durchgefallen und muss nun den Stoff nacharbeiten, um die Wiederholungsklausur zu schaffen.

Andreas Gerber hatte in letzter Zeit seine Wohnung nur noch verlassen, um zur Arbeit zu gehen und das Notwendigste zu erledigen. Er arbeitet in der Personalabteilung eines örtlichen, mittelständischen Unternehmens. Seine Kollegin, die nun seine Arbeit miterledigen muss, ruft ihn ab und zu an und erkundigt sich nach seinem Befinden.

Mit einem Schulfreund, der 20 min Fußweg entfernt wohnt, hat er sich in letzter Zeit so gut wie nicht mehr getroffen. Sie telefonieren unregelmäßig. Aber aus dem Krankenhaus hat Andreas Gerber seinen alten Schulfreund angerufen. Allerdings meint Andreas Gerber, dass er gerade so sehr mit sich beschäftigt ist, dass er diese Freundschaft nicht pflegen kann.

Zudem fehlte ihm, nach eigener Auskunft, auch schon vor der Operation die Kraft, sich um seinen Haushalt zu kümmern und einzukaufen. Früher war Andreas Geber sportlich aktiv. Er fuhr gerne Fahrrad und ging gerne wandern. Ebenso hat er immer gern gelesen. Das erscheint ihm alles lange her zu sein.

Nach einem Wochenende bei seinem Vater ruft Tim Gerber den Hausarzt seines Vaters an. „Ich mache mir große Sorgen. Mein Vater ist am Wochenende nicht aufgestanden, er hat sich nicht gewaschen, das Essen, das ich ihm gebracht habe, hat er nicht angerührt. ‚Es macht ja alles sowieso keinen Sinn mehr' ist seine Antwort auf alle Fragen und Angebote. Da muss was passieren."

Er soll ambulant weiterbehandelt werden. Über einen Zeitraum von 3 Monaten soll er eine Chemotherapie bekommen. Wegen seines künstlichen Darmausgangs darf er nicht schwer heben. Aktuell ist die Haut um das Stoma herum entzündet und benötigt eine regelmäßig zu erneuernde Wundauflage.

Seine behandelnde Ärztin hat ihm vorgeschlagen, an einer Studie teilzunehmen, die ein neues, vielversprechendes Zytostatikum testet.

Andreas Gerber hat zugestimmt, sich in das Case-Management-Programm seiner Krankenkasse aufnehmen zu lassen.

8.7 Das Care und Case Management für Irene Radwan und Andreas Gerber (tabellarisch)

Im Folgenden eine tabellarische Darstellung der Care und Case Management Prozesse für die beiden Personen und deren Umfeld aus den vorangegangenen Fallgeschichten (Tab. 8.1).

Tab. 8.1 Skizzierung der Care-und-Case-Management(CCM)-Prozesse für Irene Radwan und Andreas Gerber

CCM-Phase	Hauptaufgaben	Instrumente	Ergebnisse Irene Radwan	Ergebnisse Andreas Gerber
Intake	Freiwillige Teilnahme anbieten Mehrfachen Versorgungsbedarf klären Information über Datenweitergabe Aufklärung über Rechte und Pflichten Kommunikationswege vereinbaren Dringlichkeit der Hilfen definieren	Intake-Kriterien CCM-Vertrag Kontaktvereinbarung Ampel	Zustimmung zur Teilnahme Ein mehrfacher Unterstützungsbedarf liegt unterschrieben (Auftragsklärung) Wichtige Telefon- und Handynummern, E-Mail- und App-Adressen usw. werden ausgetauscht (s. Abschn. 3.1.1) Ampel: „Rot": Mehrfache Problemlage und mehrere Akteure. Akute Situation, die eine sofortige Intervention erfordert (s. Instrumente des CCM (Kollak & Schmidt 2019, Abschn. 3.1)	Zustimmung zur Teilnahme Ein mehrfacher Unterstützungsbedarf liegt vor CCM-Vertrag wird vereinbart und beiderseitig unterschrieben (Auftragsklärung) Wichtige Telefon- und Handynummern, E-Mail- und App-Adressen usw. werden ausgetauscht (s. Abschn. 3.1.1)

(Fortsetzung)

Tab. 8.1 (Fortsetzung)

CCM-Phase	Hauptaufgaben	Instrumente	Ergebnisse Irene Radwan	Ergebnisse Andreas Gerber
Assessment	Ein erstes ausführliches Gespräch zwischen Patient*in und Case Manager*in (evtl. weitere Akteure bei der Versorgung) Ziel des Gesprächs klären und Übereinstimmung festhalten	Beurteilungskatalog zur Ermittlung der Pflegebedürftigkeit und des Pflegegrads Die Netzwerkkarte zeigt im Mittelpunkt die Patient*in und um sie herum informelle und professionelle Helfende Lebensereignisskala (LE-Skala) Fragebogen zur Ermittlung der Lebensqualität (FLQM)	Erstgespräch zwischen Frau Radwan, ihrem Mann und der Case Managerin Vereinbartes Ziel: Verbleib in der eigenen Häuslichkeit und Unterstützung der Pflege durch den Ehemann Ermittelte Bereiche der benötigten Unterstützung: Mobilität, Verhaltensweisen und psychische Problemlagen (Symptome einer depressiven Verstimmung), Selbstversorgung (essen und trinken, waschen, kleiden, ausscheiden, lagern), Umgang mit krankheits- und therapiebedingten Anforderungen und Belastungen (Urinkatheter, Stuhlinkontinenz), Gestaltung des Alltagslebens und der sozialen Kontakte (Studienteilnahme, Kontakt zu Familie und Freundinnen), Haushaltsführung (Unterstützung) (s. Abschn. 2.1.4) Netzwerkkarte mit Ehemann und den beiden Kindern in der näheren Umgebung sowie unterstützend mit Tochter (1. Ehe) aus Spanien, professionelle Hilfen (Pflegedienst, Notfalldienst, Hausärztin, Physiotherapie, Fußpflege sowie Kranken- und Pflegeversicherung) und Freundinnen erstellt (s. Abschn. 3.2.6) Lebensereigniskarte gemeinsam erstellen und Stärken der bisherigen Bewältigung schwieriger Lebenssituationen erarbeiten (s. Abschn. 3.2.2)	Erstgespräch zwischen Herrn Gerber und der Case Managerin Vereinbartes Ziel: Psychische Stabilisierung Ermittelte Bereiche der benötigten Unterstützung: Verhaltensweisen und psychische Problemlagen (Symptome einer Depression), Umgang mit krankheits- und therapiebedingten Anforderungen und Belastungen (Stoma-Versorgung akut und dauerhaft unterstützend, Teilnahme Zytostatika-studie klären), Haushaltsführung (schwere Einkäufe, anstrengende Tätigkeiten, Berufs- und Finanzsituation klären) (s. Abschn. 2.1.4) Netzwerkkarte mit den Söhnen Ben und Tim, professionelle Hilfen (psychologische Psychotherapie, Pflegedienst, Hausarzt, Krankenkasse) sowie Selbsthilfegruppe und Freund Fragebogen zur Ermittlung der Lebensqualität gemeinsam ausfüllen, um Bereiche mit Bedeutung erkennbar zu machen (s. Abschn. 3.2.8)

(Fortsetzung)

Tab. 8.1 (Fortsetzung)

CCM-Phase	Hauptaufgaben	Instrumente	Ergebnisse Irene Radwan	Ergebnisse Andreas Gerber
Ziel- und Hilfeplanung	Einen Plan erstellen, der die individuellen Bedürfnisse möglichst vollständig aufnimmt und dabei das körperliche, psychische, soziale und ökonomische Befinden berücksichtigt	SMART-Formel	Neben dem festgelegten Ziel (Hauptziel) werden die einzelnen Schritte (Handlungsziele) bestimmt. Beispiel: Handlungsziel „Studienteilnahme sichern". Die Case Managerin klärt mit der Studienleitung die Bedingungen bis zum (Datum). Bis zum (Datum) baut Herr Radwan den Laptop seiner Frau so auf, dass sie ihn im Bett liegend bedienen kann. Er bringt den großen Bildschirm für seine Frau gut sichtbar an der Wand an und fixiert den Anschaltknopf am Bett (s. Abschn. 3.3.2)	Neben dem festgelegten Ziel (Hauptziel) werden die einzelnen Schritte (Handlungsziele) bestimmt. Beispiel: Handlungsziel „Psychologische Psychotherapie einleiten". Die Case Managerin vereinbart einen Nachmittagstermin innerhalb einer Woche (Datum). Sohn Tim hält sich den Termin frei und begleitet seinen Vater zur ersten Sitzung (s. Abschn. 3.3.2)
Umsetzung und Monitoring	Alle geplanten Handlungsschritte ausführen und supervidieren	Checkliste Pflegedienste Videokonferenz Erweiterung der Netzwerkkarte	Was ist Frau Radwan bei einem Pflegedienst wichtig? Sie definiert ihre Vorstellung von Zuverlässigkeit, Freundlichkeit, Fachwissen und -können, Bezugspflege. Zudem sollen die Leistungen Nahrung, Körperpflege, Ausscheidung, Kleidung, Lagerung sowie Medikamentenentnahme und Haushaltsführung möglichst von einem Pflegedienst kommen (s. Instrumente des CCM, Kollak & Schmidt 2019, Abschn. 7.4.2). Netzwerkkarte wird aktualisiert. Neue Kontakte (Pflegedienst, Physiotherapie, Studiengruppe) werden in einer anderen Farbe eingetragen. Beendete Dienste werden durchgestrichen (erster Pflegedienst). Damit bleibt die Netzwerkkarte übersichtlich. Veränderungen sind markiert (s. Abschn. 3.1.1)	Die Söhne Ben und Tim organisieren eine Konferenzschaltung zwischen Herrn Gerber und Tim in der väterlichen Wohnung, Ben im Studentenwohnheim und der Case Managerin im Büro. Sie besprechen nach einer Woche gemeinsam was bisher passiert ist, wie zufrieden Herr Gerber damit ist, ob die Absprachen zielführend sind und legen die nächsten Schritte fest (s. Abschn. 3.4.1). Netzwerkkarte wird aktualisiert. Neue Kontakte (psychologische Psychotherapeutin) werden in einer anderen Farbe eingetragen. Beendete Dienste werden ausgekreuzt (Essen auf Rädern). Damit bleibt die Netzwerkkarte übersichtlich. Veränderungen sind markiert (s. Abschn. 3.1.1)

(Fortsetzung)

Tab. 8.1 (Fortsetzung)

CCM-Phase	Hauptaufgaben	Instrumente	Ergebnisse Irene Radwan	Ergebnisse Andreas Gierber
Evaluation	Wie wirkungsvoll ist/war die geplante Versorgung und die dazugehörige Netzwerkarbeit	Abschlussgespräch Fragebogen zur Ermittlung der Lebensqualität (FLQM) Notfallplan Entpflichtung und Beendigung CCM 5-Finger-Methode Abschlussbericht	Herr und Frau Radwan übernehmen nach Konsolidierung der Versorgung das Care und Case Management. Sie führen dazu gemeinsam mit der Case Managerin ein Abschlussgespräch Sie besprechen die Situation entlang der Versorgungsbereiche. Die Case Managerin schreibt das Protokoll, das alle am Ende unterzeichnen. Die Fragen sind: Wie zufrieden sind sie mit der Versorgung in den einzelnen Versorgungsbereichen? Was läuft gut? Was sollte verbessert werden? Weitere Ideen und Gedanken dazu werden notiert (s. Abschn. 7.5.1) Notfallplan und Vertrag zur Beendigung des Care und Case Managements (s. Spalte Andreas Gierber) Um den Fall abzuschließen und loszulassen zu können, nutzt die Case Managerin die 5-Finger-Methode. Sie fragt sich: Was ist gut gelaufen (Daumen)? Was habe ich in diesem Fall gelernt (Zeigefinger)? Was hat mir nicht gefallen (Mittelfinger)? Mit wem habe ich gut kooperiert (Ringfinger)? Was kam zu kurz (kleiner Finger)? Abschlussbericht (s. Spalte Andreas Gierber)	Herr Gerber, sein älterer Sohn Ben und die Case Managerin führen ein Abschlussgespräch. Die Lebenssituation von Herrn Gerber hat sich stabilisiert. Das Case Management kann beendet werden (s. Abschn. 7.5.1) Die Case Managerin erhebt mithilfe des Fragebogens zur Ermittlung der Lebensqualität aktuelle Veränderungen der subjektiven Lebensbereiche (s. Abschn. 3.2.8) Gemeinsam wird ein Notfallplan erstellt. Darin stehen die an der Versorgung beteiligten Organisationen mit Kontaktperson und Kontaktdaten (s. Abschn. 3.5.2) Der Case Management Prozess beginnt und schließt mit einem Vertrag (s. Abschn. 3.5.5) Die Case Managerin schreibt einen Abschlussbericht; pseudonymisierte Daten des Patienten (Geschlecht, Alter, Familienstand, Pflegegrad, Hauptdiagnosen), Art der Aufnahme, Kontaktarten und personeller und zeitlicher Einsatz (Anzahl und Dauer der Hausbesuche, Anrufe, Videokonferenzen, Zeit der Vor- und Nachbereitung), Kommunikation mit den Leistungserbringern, Versorgungslücken und wie diese durch bestehende Dienste ausgefüllt werden können, Kostenübersicht (s. Abschn. 3.5.3)

Literatur

Götze H, Friedrich M, Taubenheim S, Dietz A, Lordick F, Mehnert A (2020Jan) Depression and anxiety in long-term survivors 5 and 10 years after cancer diagnosis. Support Care Cancer 28(1):211–220. https://doi.org/10.1007/s00520-019-04805-1. Epub 2019 Apr 18 PMID: 31001695

Holzhausen M (2009) Lebensqualität multimorbider älterer Menschen. Konstruktion eines neuen individualisierten Messverfahrens. Huber, Bern

Kollak I und Bordiehn K (2014) Einfach dokumentieren. Dokumentation für Physio- und Ergotherapeuten. Springer: Heidelberg, Berlin. Kap. 7: Tagebuch und Journal – praktische Texte für jeden Tag

Kollak I (2021) Yoga bei Brustkrebs. Spezielle Übungen für Gesundheit und Rehabilitation. Springer: Heidelberg, Berlin. Kap. 4–7

Kollak I (2023) Komplementäre Therapien bei Depression. Fallgeschichten und Möglichkeiten der Selbstsorge. Hogrefe: Göttingen, Bern. Kap. 2.4

Walker J, Mulick A, Magill N, Symeonides S, Gourley C, Burke K, Belot A, Quartagno M, van Niekerk M, Toynbee M, Frost C, Sharpe M (2021) Major depression and survival in people with cancer. Psychosom Med 83(5):410–416. https://doi.org/10.1097/PSY.0000000000000942. PMID: 33938501

Lösungen für die Übungen

9

Inhaltsverzeichnis

9.1 Lösung zu Abschn. 2.5: Versorgung

Die Pflegeberaterin der privaten Versicherung vereinbart für den nächsten Tag ein Beratungsgespräch in der Wohnung von Herrn Kaminski. Nach ihrem Telefonat mit Alexander und Peter Kaminski hat sie sich folgende Notizen gemacht:

Probleme aktuell
Regelmäßige Einnahme der Insulintabletten und eventuell weiterer Medikamente. Regelmäßige Nahrungsaufnahmen und Essenszubereitung. Umfassende Körperpflege. Verständigung im Notfall (Hilferuf). Wohnung nicht altersgerecht ausgestattet. Sozialleben nicht gesichert.

© Springer-Verlag GmbH Deutschland, ein Teil von Springer Nature 2023
I. Kollak und S. Schmidt, *Fallübungen Care und Case Management,* https://doi.org/10.1007/978-3-662-67053-8_9

Hilfen

Informelle Seite: Alexander Kaminski war selbständig tätig und verfügt über Disziplin und einen eigenen Willen. Er ist tatkräftig und noch ganz gut orientiert. Sein Sohn Peter ist ein verlässlicher Ansprechpartner. Er kann aber nicht schnell und oft bei seinem Vater sein, weil er weiter entfernt wohnt und Mitbesitzer einer kleinen Firma ist. Die Nachbarin, die während des Krankenhausaufenthalts die Katzen gefüttert hat, kann eventuell in die Versorgung einbezogen werden.

Professionelle Seite: Regelmäßige Unterstützung bei der Tabletteneinnahme. Essen auf Rädern, damit Herr Kaminski stabile Insulinwerte hat. Notfallruf rund um die Uhr. Haushaltshilfe für Einkäufe, zur Reinigung der Wohnung und zum Wäschewaschen. Soziale Kontakte pflegen helfen, z. B. durch eine Tagespflege.

Eventuell Umgestaltung und Umbau der Wohnung: Unebenheiten (Türschwellen, aber auch Teppich usw.) beseitigen. Griffe an den Wänden im Flur sowie im Bad anbringen. Dusche oder Badewanne so gestalten, dass sie gut zugänglich sind, um einen Sturz zu vermeiden.

Finanzierung

Private Kranken- und Pflegeversicherung. Begutachtung durch den Medizinischen Dienst der Krankenverversicherung (MDK), um einen Pflegegrad zu erhalten. Finanzierungshilfe für den Umbau der Wohnung beantragen (evtl. in Kooperation mit den Umbaumaßnahmen des Hausbesitzers).

9.2 Lösung zu Abschn. 3.1: Intake

Für viele Organisationen ist ein hohes Alter (Herr Kaminski ist 86 Jahre alt) ein ausreichendes Kriterium fürs Case Management. Wenn hinzu kommt, dass ein*e Klient*in

- gerade aus dem Krankenhaus entlassen wurde (vor einem Tag),
- allein lebt (sein Sohn ist nur für ein paar Tage verfügbar),

- Schmerzen hat (akut durch seine Sturzverletzungen),
- unter einer chronischen Erkrankung leidet (Diabetes mellitus),
- Hilfe bei mehreren Aktivitäten des tägliche Lebens benötigt und
- mehrere Leistungserbringer dazu erforderlich sind,

dann ist klar: Die Situation ist dringend und erfordert den sofortigen Beginn des Case Managements.

9.3 Lösung zu Abschn. 3.2: Assessment

Hier wird die Lebensereignisskala angefertigt, um den Unterschied im Tagesablauf vor und nach dem Krankenhausaufenthalt zu verdeutlichen. Es zeigt sich, wann und in welchem Umfang Herr Kaminski aktuell Hilfe benötigt, wo er die schwersten Verluste in seiner Lebensqualität erlebt, wo seine Ressourcen liegen (Abb. 9.1).

9.4 Lösung zu Abschn. 3.3: Ziel- und Hilfeplanung

Als Hauptziel könnten die 3 formulieren: Alexander Kaminski bleibt mit seinen Katzen in seiner Mietwohnung. Dafür ist er bereit, viel zu tun. Andererseits stellen seine Umgebung und seine Katzen ganz zentrale Anteile seiner Lebensqualität dar.

Fünf wichtige Handlungsziele formulieren die 3 im gemeinsamen Gespräch (s. auch Tab. 9.1). Weitere Beispiele können noch sein:

1. Ein Antrag auf einen Pflegegrad ist bis (Datum) gestellt. Peter Kaminski ruft nach dem Gespräch den Hausarzt seines Vaters an und vereinbart einen baldigen Termin.
2. Pflegedienst und Putzhilfe sind bis (Datum) organisiert. Else Kirchweih und Peter Kaminski telefonieren mit einem Pflegedienst und beauftragen diesen, Alexander Kaminski für die

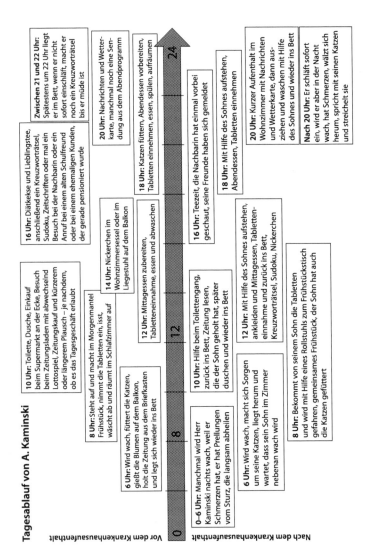

Abb. 9.1 Lebensereignisskala Alexander Kaminski

Tab. 9.1   Der Versorgungsplan von Alexander Kaminski

Wer	Was	Bis wann	Mit wem	Bemerkungen
Peter Kaminski	Termin beim Hausarzt vereinbaren	Sofort		Antrag soll spätestens in 2 Wochen gestellt sein (Datum)
Peter Kaminski	Gespräch mit dem Pflegedienst	Anschließend	Else Kirchweih	Haushaltshilfe nicht vergessen
Peter Kaminski	Essen auf Rädern bestellen	Anschließend		Essen für Diabetiker
Alexander und Peter Kaminski	Unterlagen für den Antrag zusammenstellen	Anschließend	Else Kirchweih	
Peter Kaminski	Neue Aufgaben und Arbeitszeiten besprechen	Am Nachmittag	Elisabetha	
Peter Kaminski	Freisprechanlage kaufen gehen	Anschließend		
Peter Kaminski	Installieren der Freisprechanlage	Am Nachmittag	Vater und später Pflegedienst Handhabung zeigen	
Else Kirchweih	Gespräch mit der Physiotherapie	Morgen früh		
Alle	Telefongespräch über die Aktivitäten und Ergebnisse	Nächster Tag um 11 Uhr		

kommenden 4 Wochen (Datum) morgens, mittags und abends bei der Körperpflege, Mobilisierung, Tabletteneinnahme und bei der Nahrungsaufnahme zu unterstützen. In dieser Zeit werden auch die Katzen versorgt und die Zeitung aus dem Briefkasten geholt. Der Pflegedienst soll möglichst am folgenden, spätestens am übernächsten Tag seine Arbeit aufnehmen. Sie fragen nach, ob der Pflegedienst auch eine Putzhilfe organisieren kann.

3. Peter Kaminski hat bis (Datum) Essen auf Rädern für 4 Wochen (Datum) bestellt. Die erste Lieferung soll morgen oder spätestens übermorgen beginnen.

4. Dann sehen sie sich alle Unterlagen an und stellen die Papiere zusammen, die Peter Kaminski für das Gespräch mit dem Hausarzt mitnehmen muss.

5. Peter Kaminski bespricht am Nachmittag mit der Haushaltshilfe Elisabetha, dass sie ab morgen für die nächsten 4 Wochen (Datum) täglich nachmittags kommen soll. Sie soll immer kurz vor 16 Uhr da sein, damit Alexander Kaminski seinen Nachmittagstee mit Keksen bekommt. Sie soll auch nachfragen, ob alles gut läuft und den Sohn benachrichtigen. Sie erledigt außerdem die Einkäufe, holt die Zeitungen aus dem Lotto-Laden, kümmert sich um die Tippscheine.

6. Wenn Peter Kaminski mit Elisabetha die gewünschten Veränderungen abgesprochen hat, macht sie dem Vater seinen Nachmittagstee und er geht eine Freisprechanlage kaufen.

7. Peter Kaminski installiert die Freisprechanlage für das Telefon und stellt alles im Schlafzimmer seines Vaters auf. Er zeigt seinem Vater, wie er sein Telefon mit der Freisprechanlage benutzen kann. Dem Pflegepersonal will er die Anlage auch erklären, falls der Vater am Anfang Hilfe benötigt.

8. Else Kirchweih telefoniert morgen (Datum) mit einer Physiotherapeutin und vereinbart möglichst bald einen 2-maligen Besuch pro Woche bei Alexander Kaminski, um seine Mobilisierung möglichst rasch anzugehen.

9. Else Kirchweih und Peter Kaminski verabreden ein Telefonat
   am kommenden Tag (Datum) um 11 Uhr, um sich über den
   Stand der Dinge – Termin beim Hausarzt, Arbeit des Pflege-
   und Haushaltsdienstes, Essen auf Rädern, Zustimmung der
   Haushaltshilfe, Funktionieren der elektronischen Geräte – zu
   erkundigen.

9.5   Lösung zu Abschn. 3.4: Umsetzung und Monitoring

Die Tab. 9.2 zeigt die Themen, die bei dem Treffen zum
Monitoring angesprochen werden müssen.

9.6   Lösung zu Abschn. 3.5: Evaluation

Möglich sind z. B.

- Telemedizinisches Monitoring von Vital- und Insulinwerten,
  elektronische Dokumentation usw.
- Haustechnik mit Kamera, Kontaktmatte (Sturzmeldung),
  Kontrollen für elektrische Geräte usw.
- Kommunikation über E-Mail, SMS, Skype zwischen Vater,
  Sohn und Versorgungsleistern.

Vorteile liegen u. a. in der Erhöhung der Sicherheit, der
schnellen Kontaktaufnahme, der verkürzten Handlungszeiten.
Der Vater könnte sich aber auch ständig beobachtet fühlen. Ihm
könnte es schwer fallen, sich zu entspannen und normal zu verhalten. Er könnte sich bevormundet und nicht als fähig zur
Selbstsorge verstanden fühlen.

Tab. 9.2 Möglichkeiten des Monitorings der Versorgung von Herrn Kaminski

Teilnehmende der Konferenz über Skype	Was	Wer	Qualität	Zufriedenheit	Bemerkung
Alexander und Peter Kaminski, Else Kirchweih, Leitung Pflegedienst, Physiotherapeutin Katja	Körperpflege Medikamente Frühstück Toilettengang Lagerung	Pflegedienst Qualität +	Meistens gut, ein Pfleger hat Probleme im Umgang mit den Katzen	Zufrieden	Fortsetzen
	Hausputz		Okay	Zufrieden	Fortsetzen
	Mittagessen		Das Essen schmeckt Herrn Kaminski nicht	Nicht zufrieden	Neuen Anbieter finden
	Mobilisierung Rollstuhltraining	Physiotherapeut*innen Renate D	Alexander Kaminski schafft den Transfer zwischen Rollstuhl und Bett, Toilette etc. Renate D. hat selbst Katzen	Sehr zufrieden	Fortsetzen

Fazit: Erst wenn der Medizinische Dienst der Krankenversicherung (MDK) zur Prüfung da war, können die endgültigen Fristen für alle Dienste festgelegt werden. Alles wird 2 Wochen weiter geführt (außer Mittagstisch). Dann hat der Prüftermin des MDK stattgefunden und alle werden zur nächsten Fallkonferenz angerufen.
Die Case Managerin arbeitet weiter im Auftrag von Alexander und Peter Kaminski.

Wichtige Adressen

Deutsche Gesellschaft für Care und Case Management e. V.c/o FH Münster/SW

Friesenring 32
48147 Münster
Tel.: +49 (0) 1522 868 22 80
Fax: +49 (0) 251 8 36 57 52
E-Mail: info@dgcc.de
Homepage: http://www.dgcc.de

Österreichische Gesellschaft für Care und Case Management (ÖGCC)

Gruberstr. 77
4021 Linz, Österreich
Tel.: +43-57807-102311
Fax: +43-57807-66102300
E-Mail: office@oegcc.at
Homepage: http://www.oegcc.at

© Springer-Verlag GmbH Deutschland,
ein Teil von Springer Nature 2023
I. Kollak und S. Schmidt, *Fallübungen Care und Case Management,*
https://doi.org/10.1007/978-3-662-67053-8

Netzwerk Case Management Schweiz

c/o Hochschule Luzern – Soziale Arbeit
Postfach 2945
Werftestr. 1
6002 Luzern, Schweiz
Tel. +41-41-3674857
E-Mail: info@netzwerk-cm.ch
Homepage: http://www.netzwerk-cm.ch

Kuratorium Deutsche Altershilfe

Regionalbüro Berlin
Michaelkirchstraße 17
10179 Berlin, Deutschland
Regionalbüro Köln
Gürzenichstraße 25
50667 Köln, Deutschland
Tel.: +49-30-2218-2980
(Zentrale)
Fax: +49-30-2218-298-66
E-Mail: info@kda.de
Homepage: http://www.kda.de

COMPASS Private Pflegeberatung GmbH

Gustav-Heinemann-Ufer 74 C
50968 Köln, Deutschland
Tel.: +49-221-93332-0 (keine Pflegeberatung)
Fax: +49-221-933-32-500
E-Mail: info@compass-pflegeberatung.de
Servicenummer für kostenlose Pflegeberatung +49-800-1018800
Homepage: http://www.compass-pflegeberatung.de

Stichwortverzeichnis

© Springer-Verlag GmbH Deutschland,
ein Teil von Springer Nature 2023
I. Kollak und S. Schmidt, *Fallübungen Care und Case Management*,
https://doi.org/10.1007/978-3-662-67053-8

Printed in the United States
by Baker & Taylor Publisher Services